Edelmann
Bach-Blüten in der naturheilkundlichen Praxis

Renate Edelmann

BACH-BLÜTEN
IN DER NATURHEIL-
KUNDLICHEN PRAXIS

Mit 38 Abbildungen

Aescura
im Verlag Urban & Schwarzenberg
München – Wien

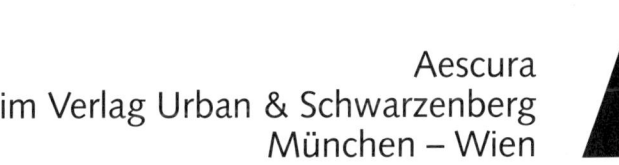

Anschrift der Autorin:

Renate Edelmann
Informationszentrum für Bach-Blüten-
Therapie und andere natürliche
Heilweisen für Mensch und Tier
Langheimer Weg 11
95500 Heinersreuth

Lektorat und Planung: Ursula Illig, München
Redaktion: Eva Wolff, München
Herstellung: Sibylle Hartl, Petra Laurer, München
Zeichnungen: Susanne Schneider, München
Umschlaggestaltung: R. Parzhuber, München

Deutsche Bibliothek – CIP-Einheitsaufnahme

Edelmann, Renate :
Bach-Blüten in der naturheilkundlichen
Praxis / Renate Edelmann. – München ; Wien :
Aescura im Verl. Urban und Schwarzenberg,
1997

ISBN 3-541-50111-1

Reproduktion: Typodata, München
Druck: Appl, Wemding
Bindung: Großbuchbinderei Monheim
Printed in Germany

© Aescura im Verlag Urban & Schwarzenberg 1997

ISBN 3-541-50111-1

Vorwort

Die Bach-Blütentherapie erlebte in den vergangenen zehn Jahren eine Renaissance, besonders in der sog. „esoterischen" Szene, und fand über sie trotz – oder gerade wegen – der anfänglichen Schwierigkeiten, sie einsetzen zu dürfen, Eingang in viele naturheilkundliche Praxen.

Heute ist nicht nur durch Therapeuten, Heilpraktiker und naturheilkundlich interessierte Ärzte, sondern auch durch interessierte Laien eine Öffnung gegenüber dieser einzigartigen, feinstofflichen Pflanzentherapie erfolgt. Dies war auch ein Anliegen Edward Bachs, der die nach ihm benannte Therapie gerade für den Laien entwickelt hat.

So habe ich auch dieses Buch im Sinne Edward Bachs erarbeitet, da nach ihm die Anwendung der Bach-Blütentherapie nicht nur innerhalb der Praxistätigkeit erfolgen soll, sondern auch in Eigenverantwortung des hilfesuchenden Patienten, was für ihren Erfolg notwendig ist. Für viele Menschen ist die Wirkung der Therapie nur schwer nachvollziehbar, da es nicht möglich ist, die Mechanismen, die durch jede einzelne Bach-Blüte hervorgerufen werden, mit modernen schulmedizinischen Meßmöglichkeiten nachzuweisen, denn die Wirkmechanismen erfolgen nicht auf der sog. grobstofflichen, sondern über die sog. „feinstofflichen Seelenpotentiale".

Da diese in der heutigen Zeit so gut wie unbekannt sind, habe ich mich, um Mißverständnisse, die wiederum negative Auswirkungen auf den Erfolg der Bach-Blütentherapie nach sich ziehen würden, zu vermeiden, in diesem Buch bemüht, die rein grobstoffliche Komponente der Bach-Blüten zu vermitteln.

Es war, ist und wird stets mein ganz besonderes Bemühen bleiben, die Bach-Blütentherapie in ethisch-moralischer Hinsicht, also ganz im Sinne Edward Bachs, darzustellen. Darum beschränke ich meine Ausführungen nicht allein auf den Menschen, sondern beziehe grundsätzlich Tiere und Pflanzen mit ein, was auch in diesem Buch anklingt.

Allen an der Therapie Interessierten wünsche ich von ganzem Herzen, daß ihnen die unbegrenzte Hilfe der Bach-Blüten zuteil wird.

Renate Edelmann
Heinersreuth, Dezember 1996

Inhaltsverzeichnis

GRUNDLAGEN

Geschichtlicher und ethischer Hintergrund

Die Bach-Blütentherapie ist eine derjenigen Therapiearten, die als „feinstofflich" bezeichnet werden können und die deshalb innerhalb der Naturheilkunde einen besonderen Stellenwert einnimmt. Diese Sonderstellung erfordert eine spezielle Anwendung.
Benannt nach Dr. Edward Bach (1880–1936), ist sie aufgrund seiner besonderen Sensitivität „entdeckt" worden, als der erfolgreiche Arzt sich entschloß, seine sehr gutgehende Praxis in der Londoner City aufzugeben und in die einsamen Wälder von Wales „auszuwandern".
Dieser Entscheidung ging eine in gesundheitlicher Hinsicht sehr schwere Zeit voraus: Edward Bach war an schwerstem Darmkrebs erkrankt und mußte operiert werden; seine Kollegen sagten ihm nurmehr 3 Monate Lebenserwartung voraus – aus denen jedoch noch 20 Jahre wurden.
Der Grundstein für die Bach-Blütentherapie wurde gelegt, als Edward Bach sich auf sein Wissen in der Homöopathie zurückbesann – daraus entwickelte er bereits vor seiner Erkrankung die nach ihm benannten Nosoden – und auf seine esoterischen Kenntnisse, was dazu führte, daß er dem „Ruf seiner Seele" folgte und die nach ihm benannte „Seelen-Therapie" der Bach-Blüten finden und entwickeln konnte.
Dies ist auch der Grund dafür, daß hinter der Bach-Blütentherapie eine ganz besondere Ethik steht, die eng mit der Persönlichkeit Edward Bachs verbunden ist: Edward Bach war ein tiefgläubiger, praktizierender Christ, welcher jedoch keinerlei Verbindung zur christlichen Kirchengemeinschaft suchte, was ihm zwar von seiten seiner Kollegen Anfeindung und Diffamierung einbrachte, ihn jedoch nicht von seiner Aufgabe abbringen konnte und einen wichtigen Faktor für seinen persönlichen Erfolg darstellte.

Wirkungsweise und Sinn der Bach-Blütentherapie

Was wird durch die Bach-Blüten bewirkt, genauer ausgedrückt „reguliert"? Das „Ergebnis Krankheit" wird durch die für die Persönlichkeit des Menschen richtige Blüte bzw. einer Kombination mehrerer Blüten, dahingehend reguliert, daß der erkrankte Mensch wieder in eine für ihn positive Grundstimmung gelangt. Das heißt, die Ursache, die letztendlich zur Krankheit führte, ist beseitigt, und die Seele ist somit nicht mehr gezwungen, durch Krankheit auf Änderung zu „pochen".
Dazu gehört jedoch die Bereitschaft des Hilfesuchenden, entsprechend mitzuarbeiten und sich nicht unter dem Motto „probieren wir eben auch noch die Bach-Blüten aus" in die Obhut eines Heilpraktikers/einer Heilpraktikerin oder eines Arztes/einer Ärztin für Naturheilkunde zu begeben. Diese sollten bei Patienten mit einer solchen Einstellung eine Therapie ablehnen, da bei ihnen absolut „nichts passiert" und ein Therapeut sehr schnell als „Nichtskönner" hingestellt werden kann. Deshalb ist ein entsprechendes Vorausgespräch erforderlich, in dem der Therapierende über die gesamtheitliche Wirkung der Bach-Blüten aufklärt und darauf hinweist, daß der Hilfesuchende entsprechend mitarbeiten muß. Das heißt, daß die menschlichen Fehlsteuerungen der Persönlichkeit erkannt und entsprechend bearbeitet werden müssen, denn, wie Edward Bach in einem seiner wichtigsten Kernsätze sagt: „Krankheit ist einzig und allein korrektiv, sie ist weder rachsüchtig noch grausam, vielmehr ist sie ein Mittel, dessen sich die Seele bedient, um uns auf unsere Fehler hinzuweisen, uns davor zu bewahren, größeren Irrtümern zu verfallen, um uns daran zu hindern, größeren Schaden anzurichten und um uns auf jenen Pfad der Wahrheit und des Lichtes zurückzuführen, den wir nie hätten verlassen sollen" [1].

Es sollte jedem Menschen bewußt sein, daß Beeinflussungen von außen eine große Wirkung auf uns ausüben. In welchem Ausmaß wir jedoch zulassen, daß sie Einfluß auf unser seelisch/geistiges und körperliches Wohl nehmen, liegt an jedem Menschen selbst. Deshalb ist für den Erfolg jeder Bach-Blütentherapie die intensive Mitarbeit des Hilfesuchenden notwendig:

> „Was wir als Krankheit kennen, das ist letztendlich im Körper als Endprodukt des Wirkens tiefer und anhaltender Kräfte entstanden, selbst wenn materielle Behandlung allein scheinbar zum Erfolg führt, bedeutet dies nicht mehr als eine vorübergehende Linderung, solange die wirkliche Ursache nicht beseitigt ist .... Keine allein auf den Körper ausgerichtete Anstrengung vermag mehr, als den Schaden nur oberflächlich zu reparieren; aber darin liegt keine Heilung, denn die Ursache ist immer noch wirksam und kann sich jeden Augenblick von neuem, in anderer Form präsentieren" [1].

Herstellung der Bach-Blüten

Die Herstellung der Bach-Blüten erfolgt mit einer vollkommen natürlichen Methode: Die geernteten Blätter und Blüten werden in eine Schale mit Quellwasser gelegt, die in die Sonne gestellt wird („Sonnenmethode"). Von der Sonne kann die Essenz der Blätter und Blüten herauskristallisiert werden. Die festen Teile einer Pflanze, wie Stengel und Wurzeln, werden hingegen mittels der sog. „Kochmethode" behandelt: Stengel und Wurzeln werden mit Quellwasser übergossen und auf einer Flamme gekocht.
Die so gewonnenen Essenzen werden anschließend haltbar gemacht, indem sie in alkoholische Lösung abgefüllt werden (engl. „stock bottles", dt. „Originalfläschchen").

Anwendung der Bach-Blüten

Es besteht die Möglichkeit, daß die Bach-Blüten pur angewendet werden, d.h. die Blüte bzw. Blütenkombination (welche maximal 5 Blüten beinhalten darf) wird direkt in den Mund geträufelt. Um eine sog. „Verdünnung" handelt es sich, wenn sie in ein Glas Flüssigkeit gegeben wird („Wasserglasmethode"), was insbesondere zu Therapiebeginn empfehlenswert ist, da durch die pure Einnahme die Impulsgebung durch die Blüten intensiver ist als bei einer Verdünnung.
Bei der puren Einnahme der Bach-Blüten sollten mit einer Pipette aus der Originalflasche jeweils 12 Tropfen in ein leeres 10-ml-Fläschchen getropft werden. Dies kann auch in einer Art „Kur" folgendermaßen geschehen:

- 1. Tag: 12 Tropfen
- 2. Tag: 9 Tropfen
- 3. Tag: 7 Tropfen
- 4. Tag: 5 Tropfen
- 5. Tag: 3 Tropfen

Dann wird das Fläschchen mit „stillem" Mineralwasser aufgefüllt, so daß eine Verdünnung entsteht. Es besteht auch die Möglichkeit, eine Verdünnung herzustellen, indem ein 10-ml-Fläschchen mit Quellwasser oder „stillem" Wasser gefüllt wird, in das je 1 Tropfen der benötigten Bach-Blüten geträufelt wird.
Außerdem kann die Bach-Blüten-Gabe als sog. Waschung erfolgen, wobei in eine Schüssel 5 Liter Wasser gefüllt werden, in das je 3 Tropfen der Bach-Blüten gegeben werden. Dies hat sich insbesondere bei äußerlich sichtbaren Verletzungen als hilfreich erwiesen, kann jedoch auch Reaktionen hervorrufen, die als in der Naturheilkunde bekannte „Erstverschlimmerung" zu bewerten sind. Dies ist eine besonders intensive Reaktion des Organismus, auf die

der Patient unbedingt vorbereitet werden muß; gleichzeitig muß ihm empfohlen werden, die Bach-Blüten-Einnahme keinesfalls abzubrechen, da sonst keine weitere Hilfe mehr durch die Bach-Blütentherapie möglich ist.

Einsatzmöglichkeiten der Bach-Blüten

Die Anwendungsmöglichkeiten der Bach-Blüten sind enorm breitgefächert und vielschichtig, da sie mit keiner anderen naturheilkundlichen Medikation vergleichbar sind, weil es sich bei der Bach-Blütentherapie, wie bereits eingangs klargestellt, um eine sog. feinstoffliche Therapie handelt. Ihre Wirkweise verläuft über ein Schwingungsprinzip, welches über die Seele den Organismus beeinflußt und so einerseits seelische Probleme regulieren kann und andererseits die daraus entstandenen organischen „Defekte". Aus folgenden Gründen können die Bach-Blüten für alle möglichen Indikationsgebiete sowie als Begleitmedikation für die gesamte chemische Medikamentenskala eingesetzt werden:

- Die Anwendung der Bach-Blüten erfolgt, wie gesagt, über einen energetischen Schwingungsimpuls, welcher auf die Seele ausgeübt wird. Über diese Impulsgebung werden die als „Selbstheilungsmechanismen" bezeichneten Kräfte, also die Selbstheilungskräfte, aktiviert, was eine Verbesserung bzw. Gesundung nach sich zieht, da der wahre Grund der Symptomenbildung und des Krankheitsgeschehens reguliert werden kann.
- Es besteht auch die Möglichkeit, mit den Bach-Blüten ganz gezielt auf die Symptome einer Erkrankung bzw. Krankheit einzuwirken, so daß diese abgemildert werden bzw. natürlich ausheilen können, wodurch die Basis für eine Gesundung und Stabilisierung des Gesamtorganismus geschaffen wird.

Somit gibt es für die Anwendung der Bach-Blüten keine Beschränkung, mit zwei Ausnahmen, nämlich, wenn derjenige, welcher die Bach-Blüten innerhalb einer naturheilkundlichen Praxis anwenden möchte, dies nicht mit der nötigen ethischen Einstellung tut und wenn der Hilfesuchende der Therapie nicht mit Offenheit und Bereitschaft zur Eigenarbeit begegnet. In diesen beiden Fällen ist die Wirkung der Bach-Blüten nur sehr begrenzt und kann ganz ausbleiben, insbesondere dann, wenn eine (verständliche) Ungeduld und extreme Erwartungshaltung eingenommen werden. Diese stellen eine totale Blockierung dar, da sie einen enormen Druck ausüben und krankmachende negative „Seelenpotentiale" sind.

Ansonsten ist die Anwendung der Bach-Blüten ohne jegliche Nebenwirkungs- und Überdosierungsgefahr, da die falsche Blüte bzw. Blütenmischung ebenso wie ein vermeintliches Zuviel nicht zur Wirkung kommt und sich neutral verhält.

Die Bach-Blüten-Anwendung als Begleitmedikation zu chemischen Medikamenten ist zwar nicht wünschenswert, jedoch in vielen Fällen unvermeidlich, wie z.B. bei bestimmten Herz-Kreislauf-Medikationen sowie bei Insulingabe oder bei Zytostatikaindikation in der Krebstherapie, damit durch die Bach-Blüten-Gabe das Allgemeinbefinden und der psychische Zustand des Patienten verbessert werden können.

Des weiteren besteht die Möglichkeit, daß mittels der Bach-Blüten-Gabe verunfallte und verletzte Menschen einerseits das traumatische Geschehen, andererseits die Verletzungen verarbeiten können, so daß sich die traumatische Erinnerung – die sich meist im Unterbewußtsein festsetzt – nicht als Krankheit fortsetzen kann. Es kann so gut wie nie festgestellt werden, woher eine traumatische Erinnerung rührt, da weder die Schulmedizin noch die Naturheilkunde entsprechende

Möglichkeiten hat, traumatische Geschehnisse angemessen aufzuarbeiten, was nicht nur bei Unfällen notwendig ist, sondern auch bei allen Lebensumständen, die für einen Menschen ein traumatisches Erlebnis bedeuten, wie z.B. ein Todesfall, eine Scheidung, der übliche berufliche Streß oder private Probleme.

Die Aufarbeitung dieser Ereignisse leistet ein therapeutisches Gespräch, das jedoch nicht nach einem bestimmten Muster, sondern angepaßt an die jeweilige Situation zu führen ist, da in einem solchen Gespräch die Persönlichkeit des Menschen gefordert ist, und nur ohne Schematik ist vieles der persönlichen Problematik aus dem Hilfesuchenden „herauszulocken"!

Anwendung der Bach-Blüten bei Tieren und Pflanzen

Bach-Blüten können auch bei Tieren und Pflanzen gezielt angewendet werden, wozu es entsprechende weiterführende Literatur gibt [2, 3, 4, 5, 6, 7, 8], so daß an dieser Stelle nur sehr kurz darauf eingegangen wird.

Es ist bekannt, daß die domestizierten, aber auch die in Ställen lebenden Tiere mehr und mehr Fehlverhalten zeigen oder ständig erkranken, wobei sehr selten durch die schulmedizinische Medikation eine Heilung bzw. ein Ausgleich des sich als Fehlverhalten äußernden inneren Aufschrei des Tieres erreicht wird. Viele Tierhalter sind absolut hilflos und haben häufig eine längere Wanderschaft von Tierarzt zu Tierarzt hinter sich, bevor als „letzte Rettung" die Naturheilkunde erkannt wird. Häufig genug ist es der Fall, daß der den Tierhalter behandelnde Heilpraktiker/Arzt für Naturheilverfahren um Rat gefragt wird, dem jedoch diese Thematik unbekannt ist.

Noch unbekannter ist die Anwendung der Bach-Blüten bei Zimmerpflanzen und im Garten. Die Pflanzen können so ganz gezielt gekräftigt werden und blühen herrlicher bzw. tragen reichhaltigere, gesunde Früchte. Gleichzeitig müssen bei Ungezieferbefall keinerlei giftige Substanzen mehr verwendet werden.

> So besteht durch die Bach-Blüten nicht nur eine umfassende Hilfsmöglichkeit für den Menschen, sondern auch für die zunehmende Zahl der Haustiere sowie die Pflanzenwelt.

Rescue Remedy oder Notfalltropfen/-creme

Die Rescue Remedy, welche in Tropfen- und in Cremeform in Apotheken erhältlich ist, trägt den Namen „Notfalltropfen" vollkommen zu Recht, denn sie wird insbesondere in allen Notsituationen angewendet

– in jeder privaten Lebenssituation, die dem Menschen Angst, Panik, Unsicherheit einflößt, die wiederum Grundlagen für Erkrankungen darstellen;
– in jeder beruflichen Situation, die über das übliche Maß hinaus seelischen wie körperlichen Einsatz erforderlich macht;
– bei jeder Art von Erkrankung oder Verletzung, die im Anfangsstadium entweder mit den Tropfen und/oder mit der Creme versorgt werden sollte.

Die Rescue Remedy ist eine Kombination aus 5 Bach-Blüten:

– Clematis: gegen das Gefühl, aus dieser Welt „abzutreten", evtl. schon in einer anderen Welt zu sein und gegen das Desinteresse am Weiterleben;
– Cherry Plum: gegen die Angst, die Kontrolle zu verlieren, gegen tiefsitzende Verzweiflung und daraus entstandene Panik;

- Impatiens: gegen inneren Streß und Anspannung, was zu Ungeduld und somit zu neuem Streß führen kann;
- Rock Rose: gegen Angst- und Panikgefühle, gegen tiefe innere Hoffnungslosigkeit;
- Star of Bethlehem: gegen Schreck, Schock oder Betäubung, auch als „Seelentröster" beschrieben [2].

> Durch sofortige Gabe der Notfalltropfen besteht die Möglichkeit, die Selbstheilungsmechanismen zu aktivieren.

Somit können weder ein Gewebstod erfolgen noch eine Dramatisierung durch Entzündungen, durch die jede Erkrankung eine chronische Form annehmen und sich als Krankheit manifestieren kann. Durch Verabreichung der Notfalltropfen beim ersten Auftreten des Symptoms kann die Erkrankung einen normalen Heilungsverlauf nehmen. Dieser wird weder unterdrückt noch hochstilisiert, so daß nicht nur das erkrankte Organ, sondern der gesamte Organismus und das körpereigene Abwehrsystem, die Immunabwehr, gestärkt werden.

Dies trifft auch auf die sofortige Gabe der Rescue Remedy bei Verletzungen und Unfällen zu, wodurch nicht nur der innere Schockzustand, also das traumatische Erlebnis, ausgeglichen und somit verarbeitet werden kann, sondern auch der äußere Schockzustand, der sich im betroffenen Gewebe, am verletzten Knochen und/oder innerhalb des Gesamtorganismus gebildet hat, gleichgültig, ob der Verunfallte oder Verletzte die typische Symptomatik eines Schockzustandes zeigt oder diese unterschwellig verborgen liegt.

Ist die schnelle Anwendung der Rescue Remedy nicht möglich, kann auch eine spätere Verabreichung den seelischen wie organischen Schockzustand auflösen und dieselben Prozesse in Gang setzen wie eine sofortige Applikation: Der Heilungsverlauf wird beschleunigt. So bildet sich ein Bluterguß weitaus schneller als ohne Rescue Remedy zurück und eine Fraktur wird sehr rasch schmerzfrei und heilt zusammen.

Sehr deutlich ist die schnelle Hilfe der Rescue Remedy bei einer Bewußtlosigkeit oder Ohnmacht zu erkennen. Häufig reagiert der Bewußtlose in diesem Zustand intuitiv und leckt die Tropfen von seinen Lippen ab oder behält das Fläschchen fest in der Hand, wenn es ihm hineingelegt wird.

> So sollten die Notfalltropfen jedem privaten Haushalt empfohlen werden.

AUSFÜHRLICHE BESCHREIBUNG DER EINZELNEN BACH-BLÜTEN

Agrimony
(Agrimonia eupatoria, Odermennig)

Die Bach-Blüte Agrimony hilft vor allem „angespannten" Menschen, wie
u. a. Managern und Frauen, die Beruf und Familie gleichermaßen zu versorgen haben, aber auch Alleinerziehenden. Sie haben es oft nicht leicht
und begeben sich in eine Art Isolation, indem sie eine Maske des Gleich-
muts aufsetzen und vorgeben, ihnen gehe es immer gut. Innerlich sind sie
jedoch hilflos, sei es nun in einer bestimmten Lebensphase oder
aber aus Gewohnheit, woraus sich insbesondere Erkrankungen des
Bewegungsapparates entwickeln können.
Dies hat folgenden organsprachlichen Hintergrund (s.S. 53): Diese Menschen verlangen von sich und häufig auch von ihren Mitmenschen sehr strenge Selbstdisziplin, die niemals erkennen läßt, wie
ihr „Innenleben" tatsächlich aussieht. Dadurch wird ein extremer
Druck ausgeübt, was sich vorwiegend auf das gesamte Knochen-
und Muskulatursystem auswirkt.
Dies kann soweit gehen, daß einzelne oder mehrere Gelenke ver-
steifen, was sich als rheumatische Erkrankung äußert, jedoch
keine echte rheumatische Erkrankung des klassischen Formenkreises ist, sondern lediglich die gleiche Symptomatik zeigt.

> Agrimony hilft, wenn der Mensch
> – nach außen hin permanent ein strahlendes Gesicht zeigt;
> – immer sagt, daß es ihm „super" gehe;
> – in Gesellschaft gerne ständig die „erste Geige spielt";
> – nicht gerne über seine Probleme spricht, auch nicht mit Angehöri-
>   gen und den besten Freunden;
> – nach dem Motto lebt: „wie es drinnen aussieht, geht niemand was an";
> – sich im Beruf total „abgeschoben" fühlt;
> – meint, die Karriereleiter viel zu langsam zu erklimmen;
> – sich von seinen Mitmenschen sehr mißverstanden fühlt [5];
> – nicht ehrlich zu sich selbst ist;
> – die Lebenssituationen mit dieser negativen seelischen Einstellung nicht richtig ein-
>   schätzt, sich die Realitäten verschieben und Probleme somit nicht richtig gelöst werden
>   [7].

Bei diesen Menschen ist es innerhalb des Therapiegespräches äußerst wichtig, daß diese Maske durch die Menschlichkeit des Therapierenden gelüftet wird und der innerlich „verklemmte"
Mensch „auftauen" und sich öffnen kann, was für die weiterführende Therapie von größter
Notwendigkeit ist, denn bei einer derartigen „Maskerade" bleibt sonst die starke Blockierung,
die bereits zur „Versteifung" der Symptomatik geführt hat, weiterhin bestehen.

Aspen
(Populus tremula, Espe oder Zitterpappel)

Die Bach-Blüte Aspen hilft bei allen Erkrankungen des Urogenitaltraktes, z.B. bei Blasen- oder Nierenbeckenentzündungen, seien sie nun akut entzündlich oder chronisch.

Organsprachlich gesehen stehen alle diese Erkrankungen in Zusammenhang mit zwischenmenschlichen Beziehungen im privaten wie beruflichen Bereich, die unbewußte Ängste erwachsen lassen.

Aspen hilft auch bei Erkrankungen bzw. Krankheitsphasen, in denen Ungewißheit und Zweifel an der Gesundung auftauchen bzw. bereits bestehen, wie bei Schwerstkranken sowie Verunfallten, so daß keinerlei Heilungsabschluß erfolgen kann.

Des weiteren ist diese Blüte äußerst hilfreich, wenn für einen Menschen die Zeit gekommen ist, die Erde zu verlassen und die üblichen Ängste ihn daran festhalten lassen, daß der Tod an ihm vorübergehen möge. Es ist sehr wichtig, daß Aspen auch den Angehörigen verabreicht wird, denn die Ängste und die Ungewißheit übertragen sich von einem Menschen auf den anderen und stellen eine enorme Blockierung für eine fortführende Therapie dar.

> Aspen hilft, wenn der Mensch
> – unter undefinierbaren Ängsten leidet und sich diese nicht erklären kann,
>   wodurch diese sich noch verstärken, denn eine Angst zieht die andere nach sich [7];
> – unter Alpträumen leidet;
> – unter Phobien leidet;
> – allergische Reaktionen zeigt;
> – häufig Verunsicherungen im Beruf erleidet;
> – unerklärliche Angstschweißausbrüche hat;
> – Neigung zu innerlicher (häufig auch äußerlicher) „Gänsehaut" aufweist [5].

Die Anwendung von Aspen ist besonders in der heutigen Zeit von sehr großer Wichtigkeit, da es die Gesellschaft vielen Menschen vollkommen unmöglich macht, Gefühle zu zeigen oder auszuleben. Dabei ist es vielen Erkrankten bzw. zu Erkrankungen neigenden Menschen vollkommen unerklärlich, daß die Gefühlskälte der Gesellschaft in der Lage ist, sie krank zu machen, was jedoch in Therapiegesprächen herauskristallisiert werden kann.

Der Therapierende darf sich nicht durch ein u.U. sehr dominantes und selbstbewußtes Auftreten des Hilfesuchenden täuschen lassen. Dies ist meist eine sehr gute, jedoch unbewußte Maske, da diesem seine Notlage unbekannt ist.

Beech
(Fagus sylvatica, Rotbuche)

Diese Bach-Blüte hilft insbesondere bei rheumatischen Erkrankungen, die über den Rheumafaktor schulmedizinisch
diagnostiziert wurden, wie dem rheumatischen Formen-
kreis – mit Ausnahme des Muskelrheumatismus, der
keine rheumatische Erkrankung im engeren Sinne
ist, und dem Morbus Bechterew, einer Erkrankung
der Wirbelsäule.
Der Hintergrund dieser Krankheitsformen ist der, daß die
Betroffenen unbedingt ihren persönlichen Willen
durchsetzen und anderen Menschen aufzwingen wollen. Dies erfolgt nicht immer mit Hartnäckigkeit, sondern oft
mit enormem Charme und Fingerspitzengefühl, aber auch durch Krankheiten, so daß die Mitmenschen sich nach dem Erkrankten und seinem Zustand
zu richten haben.
Durch diesen ständigen Druck auf sich selbst und andere Menschen verhärten die Knochen.
Der Mensch versteift äußerlich, wie er sich bereits innerlich auf etwas „versteift" hat, was auch
eine Neigung zu Perfektionismus sein kann, der auch von den Mitmenschen erwartet wird.
Durch Beech können diese Menschen erkennen, daß sie sich innerlich verhärtet haben und
diese Verhärtung nur dann gelöst werden kann, wenn sie lernen, die Meinungen und Handlungen anderer anzuerkennen und zu tolerieren, sich somit das Leben selbst zu erleichtern und
durch Großzügigkeit die Versteifungen zu lindern.

Beech hilft, wenn der Mensch
- nicht in der Lage ist, auf andere Rücksicht zu nehmen;
- seine Ansichten gerne durchsetzen möchte, dabei auch vor „unfairen" Mitteln wie
  Krankheit, Unpünktlichkeit, Liebesentzug etc. nicht zurückscheut, dies jedoch völlig
  unbewußt tut [7];
- auf Biegen und Brechen anderen seinen Willen aufzwingen möchte;
- zu Verhärtungen, wie z.B. Verspannungen der Muskulatur, Rheuma, Herzkranzge-
  fäßverengungen, neigt;
- im Beruf nicht anpassungsfähig ist;
- als Kind bereits immer tonangebend sein wollte/will;
- als Mutter/Vater die Familie nach ihrer/seiner „Pfeife tanzen läßt" [5].

Häufig ist sehr viel Fingerspitzengefühl von seiten des Therapierenden notwendig, damit die
Erkrankten ihr Fehlverhalten erkennen und vor allem akzeptieren, daß eine Änderung Voraussetzung für ihre gesundheitliche Besserung ist – denn mittels der Bach-Blütentherapie alleine ist niemals eine Gesundung möglich, was für alle menschlichen Fehlverhaltensmuster
gültig ist.

Centaury
(Centaurium umbellatum, Tausendgüldenkraut)

Die Bach-Blüte Centaury hilft insbesondere bei einer Art „Realitätsverlust", wie dies bei vielen neuro-vegetativen Erkrankungen der Fall ist. Der Mensch flüchtet in eine „Traumwelt", da das Gesellschaftssystem, der Beruf etc. für ihn unerträglich geworden sind, was Auslöser für vielschichtigste allergische Reaktionen sein kann. Diese in sich zurückgezogenen Menschen irritieren durch ihre Verhaltensweise nicht nur andere Menschen und stoßen sie vor den Kopf, sie neigen auch zu kleineren oder größeren Unfällen, da die Realität nicht entsprechend erkannt und verarbeitet werden kann.

Centaury hilft, wenn der Mensch
– zu „Tagträumen" neigt;
– nicht im geringsten am realen Leben teilnehmen kann;
– „absolute Hirngespinste ausbrütet";
– sich nicht in den Alltag integrieren kann;
– Anpassungsschwierigkeiten hat;
– es schwer hat, sich in die „berufliche Hierarchie" einzuordnen;
– nicht verlieren kann;
– in der Familie als „Haustyrann" auftritt [5];
– nicht einsehen kann, daß seine Mitmenschen die gleichen Rechte und Pflichten haben wie er;
– nicht in der Lage ist, Entwicklungsschritte zu machen bzw. den Anstoß dazu noch benötigt [7].

Innerhalb des Therapiegespräches ist von seiten des Therapeuten mit größter Vorsicht vorzugehen, da sich die Erkrankten sehr schnell mehr und mehr verschließen und vollkommen unzugänglich werden, so daß keinerlei Zugang mehr zu ihnen möglich ist.

Cerato
(Ceratostigma willmottiana, Bleiwurz oder Hornkraut)

Die Bach-Blüte Cerato ist wirksam, wenn ein Mensch zu einer besonders wichtigen Erkenntnis gelangen muß, die einen Heilungsprozeß einleiten kann, ohne den eine Blockierung weiterhin bestehen bleibt. Diese Blockierungsauflösung erfolgt auf allen nur möglichen Ebenen, also auf der seelisch/psychischen wie auf der organisch/körperlichen, was jedoch nicht getrennt gesehen werden darf: Bei einer organisch/körperlichen Erkrankung muß gleichzeitig die seelisch/psychische Blockierung aufgelöst werden und umgekehrt.

Cerato hilft, wenn der Mensch
- das Leben als unerträglich mühselig empfindet;
- nicht in der Lage ist, seine Wünsche und Empfindungen klar und deutlich zum Ausdruck zu bringen;
- sich im Beruf nicht imstande fühlt, glücklich und zufrieden zu sein [5];
- sich nicht entscheiden kann, ob er glücklich oder unglücklich sein soll bei dem Leben, das er führt [7].

Im Therapeutengespräch ist es sehr einfach, den Bedarf dieser Blüte zu erkennen, denn der Hilfesuchende erscheint etwas quengelig und brummelig und ist meistens längere Zeit von verschiedensten Krankheitssymptomen befallen, die sich jedoch nicht als Krankheit manifestiert haben, was innerhalb der Schulmedizin als „vegetative Dystonie" bezeichnet wird.

Cherry Plum
(Prunus cerasifera, Kirschpflaume)

Die Bach-Blüte Cherry Plum, welche ein Bestandteil der Rescue Remedy ist, hilft vor allem bei sehr dramatischen Heilungsprozessen sowie Krankheitsverläufen, wie u.a. schwersten Verbrennungen und Entzündungen, aber auch bei hysterischen und zornigen Ausbrüchen. Durch diese Bach-Blüte besteht die Möglichkeit, daß jede seelisch/psychische wie organisch/körperliche Überreaktion reguliert wird, so daß ein normaler Gesundungsprozeß bzw. Heilungsablauf erfolgen kann, was wiederum nicht getrennt voneinander gesehen werden darf, sondern häufig gleichzeitig verläuft.

Cherry Plum hilft, wenn der Mensch
– „Streß" so stark empfindet, daß er am liebsten „durchdrehen", schreien, toben oder „sonstwas" machen möchte;
– sich derartig überlastet fühlt, daß er vermeint, zu „platzen";
– aus Angst um „etwas" unberechenbar wird;
– das Gefühl der absoluten inneren Ohnmacht hat und deshalb völlig unberechenbar reagiert [7];
– „aus heiterem Himmel" zu Aggressionsanfällen neigt, wenn etwas nicht nach seinem Kopf geht;
– sich nach Wut- und Rageanfällen an nichts mehr erinnern kann;
– das Leben ab und zu als absolut sinnlos empfindet und dabei an Selbstmord denkt;
– die Arbeit sowie die privaten Lebensstadien nur sehr schwer ertragen kann – er möchte am liebsten davonlaufen;
– z.B. das Kind nicht in den Kindergarten, die Schule etc. gehen möchte, „weil die anderen böse sind";
– z.B. die Eltern nicht in der Lage sind, sich in Ruhe und mit Geduld mit Problemen auseinanderzusetzen;
– jedes Problem, jede noch so kleine Schwierigkeit als eine „Katastrophe" ansieht;
– ein „unangenehmes" Gespräch führt, das in eine Diskussion auszuarten droht [5];
– meint, anderen „etwas antun" zu müssen.

Es ist grundsätzlich sehr leicht zu erkennen, wann diese Bach-Blüte eingesetzt werden sollte, denn die Betroffenen verhalten sich zumeist sehr angespannt und sitzen z.B. während des Therapiegespräches auf der vorderen Stuhlkante, so daß sie jederzeit aufspringen können. Bei einer Erkrankung zeigt das Krankheitsbild und/oder der seelisch/psychische Zustand des Erkrankten keinerlei Normalität, sondern ist im höchsten Grade dramatisch und überspitzt.

Chestnut Bud
(Aesculus hippocastanum, Knospe der Roßkastanie)

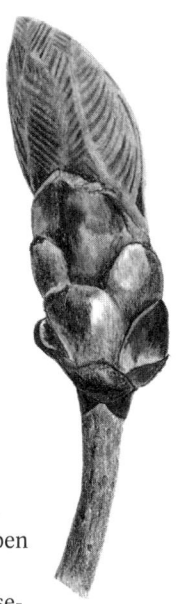

Die Bach-Blüte Chestnut Bud hilft, daß sich einmal gemachte Erfahrungen in bezug auf das Leben und/oder Heilungsprozesse „festsetzen" können, so daß sie nicht in der gleichen oder auch in vollkommen anderer Form noch einmal gemacht werden müssen. Durch die Anwendung dieser Blüte werden Rückfälle innerhalb eines Heilungsprozesses verhindert, so daß er seinen natürlichen Verlauf nehmen kann. Dies gilt auch für alle Formen sog. menschlichen Fehlverhaltens (die jedoch in jedem Leben auch Erfahrungswerte darstellen), die zu Krankheiten führen können.

Chestnut Bud hilft, wenn der Mensch
– aus Fehlern nicht das für ihn nötige Ergebnis erfahren hat;
– denselben Fehler nicht nur einmal, sondern immer wieder macht;
– nicht in der Lage ist, sich bei anderen zu entschuldigen;
– im Beruf/Privatleben immer alles richtig machen möchte, dadurch derart unter Druck gerät, daß er ständig wieder zu – häufig denselben – Fehlern neigt [5];
– sich über Fehler anderer aufregt und dabei seine eigenen nicht einsehen kann;
– immer wieder nicht das persönlich gesteckte Ziel erreicht und ständig Rückschläge erleidet [7].

Die Notwendigkeit, diese Bach-Blüte anzuwenden, ist innerhalb eines Therapiegesprächs sehr leicht zu erkennen, da die gesamte Anamnese sowie der gesundheitliche Zustand dies erkennen lassen.

Chicory
(Cichorium intybus, Wegwarte)

Die Bach-Blüte Chicory hilft besonders dann, wenn die gesamten Stoffwechselvorgänge und Stoffwechselorgane betroffen sind, d.h., wenn eine Stoffwechselstörung nach Medikamenten- und Alkoholmißbrauch bzw. länger andauernder chemischer Medikation vorliegt und/oder die Stoffwechselorgane Leber, Galle, Milz „Minderarbeit" leisten oder Erkrankungen dieser Organe zu diagnostizieren sind.
In bezug auf die seelisch/psychische Disposition ist Chicory wirksam, wenn ein Mensch meint, sich nicht in die Gesellschaft integrieren zu können und sich in „nützlich" erscheinende Erkrankungen flüchtet, mit deren Hilfe er sich von der Außenwelt abschottet.
Diese seelisch/psychische Schutzfunktion wird von der klassischen Schulmedizin meistens mit chemischer Medikation „behandelt", wodurch sie aufrechterhalten wird und bestimmte Gehirnfunktionen sowie Reaktionen vollkommen stillgelegt und nach einer gewissen Zeit irreparabel werden. Dieser Faktor ist sehr wichtig, da Gehirnfunktionen bei der Regulierung dieses menschlichen Fehlverhaltens benötigt werden und somit die Medikamenteneinnahme strikt überprüft werden muß. Bei einer chemischen Medikation kann keinerlei Therapieerfolg durch die Bach-Blüten erzielt werden, weil eine totale Blockierung erfolgt, sobald ein Mensch nicht mehr in der Lage ist, aktiv seelisch/psychisch zu „arbeiten".

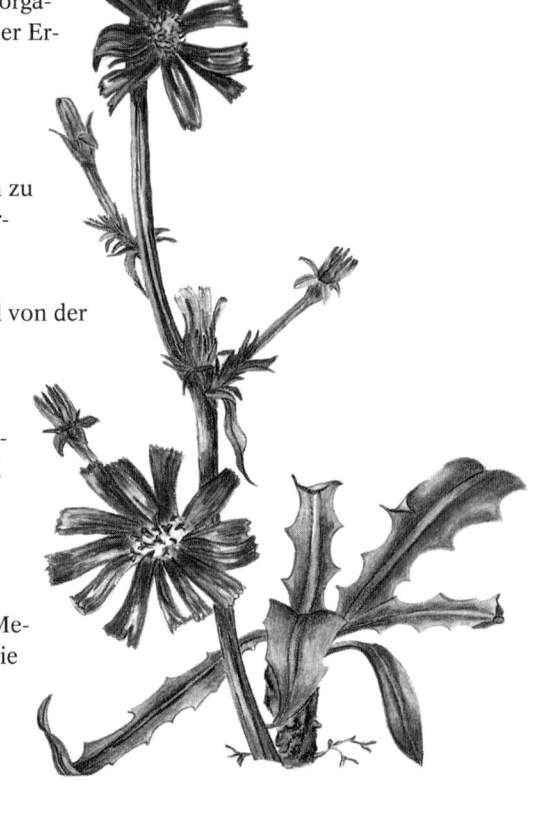

Chicory hilft, wenn der Mensch
- allen Ärger „hinunterschluckt", ihm dabei „eine Laus über die Leber läuft";
- nicht loslassen und sich entspannen kann;
- „in alles und jedes seine Nase stecken" muß, jedoch lediglich, um von sich abzulenken;
- spürt, daß ihm die Arbeit sowie das private Leben „gegen den Strich gehen", eine Änderung jedoch nicht möglich scheint;
- sich vom Beruf „auffressen" läßt;
- glaubt, daß ihm die Zeit „wegläuft", da er nicht in der Lage ist, kontinuierlich eine Angelegenheit nach der anderen zu erledigen;

- sich als „unentbehrlich" und „unersetzbar" bezeichnet, sich deshalb mehr Arbeit aufbürdet bzw. als nötig aufbürden läßt;
- glaubt, etwas Besonderes sein zu müssen und somit sehr schnell als Außenseiter abgestempelt wird;
- das Gefühl „ich bin der/die Größte" vermittelt [5];
- meint, nicht in diese Welt zu gehören und somit eine Art von Weltfremdheit zeigt;
- nicht in der Lage ist, Traum und Wirklichkeit auseinanderzuhalten und wie ein „Traumtänzer" durch das Leben geht [7].

Die Notwendigkeit, diese Blüte zu verabreichen, ist im Therapiegespräch sehr leicht zu erkennen, weil eine eindeutige Diagnose bereits vorliegt und/oder dies an der gesamten Gesprächsführung sowie durch gezielte Fragen über die Gewohnheiten bezüglich Medikamenteneinnahme und Alkoholgebrauch erkannt werden kann.

Clematis
(Clematis vitalba, Weiße Waldrebe oder Greisenbart)

Die Bach-Blüte Clematis hilft Menschen, die sich in einer Phantasiewelt befinden und das reale Leben nicht richtig wahrnehmen können, was sich vor allem durch häufige leichte bis schwerste Verunfallungen zeigt. Diese Menschen können als „Pechvögel" bezeichnet werden, da ihnen so gut wie nichts zu gelingen scheint.

Sie neigen zu Kopfschmerz und Migräne, da ihnen ihr Verstand/Kopf zeigen möchte, daß er zu ihrem Vorteil eingesetzt werden möchte. Der Kopfschmerz ist also Zeichen dafür, daß die „Kopflastigkeit" endlich zugunsten dieser Menschen und somit zur wahren Lebensgestaltung eingesetzt werden muß und nicht weiter zu ihrem Nachteil.

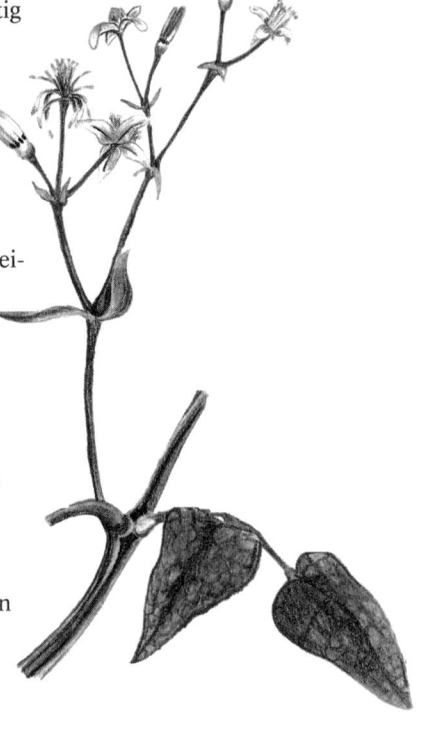

Clematis hilft, wenn der Mensch
– weder „ein noch aus weiß", absolut hoffnungslos ist, weil er sich in einer aussichtslos erscheinenden beruflichen und/oder privaten Situation befindet;
– nicht „von der Stelle kommt", sich fühlt, als wenn er „im Kreise läuft";
– nicht leistungsfähig ist, da er erschöpft und müde scheint [5];
– meint, daß sein „Kraftreservoir" erschöpft sei;
– nicht in der Lage ist, in der Realität zu leben;
– nicht sicher ist, ob er das richtige tut, und sich deshalb in eine Traumwelt flüchtet [7].

Die Notwendigkeit, Clematis anzuwenden, ist relativ einfach zu erkennen, sei es durch die Erstellung der Anamnese und/oder im Therapiegespräch durch gezielte Fragen über die Art, wie der Betroffene mit außergewöhnlichen, aber auch mit einfachsten Lebenssituationen umgeht.

Crab Apple
(Malus pumila, Holzapfel)

Die Bach-Blüte Crab Apple wird eingesetzt, wenn eine allgemeine oder gezielte Säuberung und Entgiftung angezeigt ist, das bedeutet, bei allen äußerlichen Verletzungen und Stoffwechsel„entgleisungen". Außerdem ist sie empfehlenswert, wenn eine chemische Medikation ausgeschieden werden muß, damit eine naturheilkundliche Therapie erfolgen kann, also nach jeder medikamentösen Behandlung, Operation, nach Lokalanästhesie etc.
Diese Blüte ist auch angezeigt, wenn eine seelisch/psychische Notsituation aufgearbeitet werden konnte, die gewonnenen Erfahrungen ihre Dienste geleistet haben und eliminiert werden können, so daß neue Erfahrungswerte erarbeitet werden können.

Crab Apple hilft, wenn der Mensch
– unter innerem Druck und Zwang steht;
– sich innerlich und/oder äußerlich beschmutzt fühlt und unter einem „Sauberkeitsfimmel" leidet, der für ihn und seine Mitmenschen zur Qual geworden ist;
– sich das Leben in jeder Hinsicht sauber, reinlich und überpenibel vorstellt;
– kein Vertrauen zu sich, geschweige denn zu anderen hat;
– sich nicht in normale Lebenssituationen einfügen kann, z.B. Meinungen anderer nicht akzeptiert;
– (das Kind) zum Bettnässen neigt [5];
– sich niemals etwas „von der Seele" zu reden vermag [7].

Die Notwendigkeit zur Anwendung dieser Blüte innerhalb einer Bach-Blütentherapie ist eindeutig erkennbar.

Elm
(Ulmus procera, Ulme)

Die Bach-Blüte Elm wirkt dann, wenn ein Mensch sehr mutlos und ohne Selbstvertrauen ist, was nicht nur innerhalb von Krankheitsverläufen auftreten kann, sondern auch in schwierigen Lebenssituationen, in denen der Mensch keinerlei Perspektiven mehr sieht. Diese entstehen meist durch die Eskalation partnerschaftlicher Schwierigkeiten oder durch eine berufliche „Sackgasse", die sich oft als allergische Reaktion äußert, da die aufgestauten Ängste und Unsicherheiten nicht auf andere Weise ausgelebt werden können.

Elm hilft, wenn der Mensch
- wenig Selbstbewußtsein hat, dies jedoch nicht durch seine Persönlichkeit bedingt ist, sondern weil er eine besondere Situation zu meistern hat;
- in einer schwierigen beruflichen Phase steckt;
- Eheschwierigkeiten hat, seine Scheidung vorbereitet etc.;
- nach längerem „Nurhausfrauendasein" erneut berufstätig werden möchte;
- z.B. das Kind in einer neuen Lebensphase, wie z.B. Pubertät, Prüfungszeit ist, in der es alle Kräfte benötigt [5];
- Anpassungsschwierigkeiten an neue Lebenssituationen hat;
- sich sehr schwer in Gemeinschaften eingliedern kann;
- sich innerlich selbst ins Abseits stellt [7].

Die Notwendigkeit zur Gabe dieser Blüte ist innerhalb eines Therapiegespräches nur durch intensives Hinterfragen der gesamten Lebenssituation zu eruieren, es sei denn, es handelt sich um Krankheitsprozesse, bei denen der Bedarf an Elm sehr schnell erkannt werden kann.

Gentian
(Gentiana amarella, Herbstenzian)

Die Bach-Blüte Gentian wirkt besonders dann, wenn der Mensch
innerhalb eines Gesundungsprozesses und/oder innerhalb eines sehr
wichtigen Lebensabschnittes vollkommen hilflos geworden ist, wodurch die gesamten Lebensprozesse blockiert werden und
weder ein Heilungsvorgang erfolgen noch eine notwendige
Lebenserfahrung gemacht werden kann. Die Anwendung
dieser Blüte soll also erfolgen, wenn Gefahr besteht, daß
Mutlosigkeit und Resignation Heilungsprozesse verhindern
bzw. Rückschläge provozieren, und wenn erwartet werden
kann, daß der Betroffene vor langwierigen privaten wie
beruflichen Lebensprozessen „wegläuft".

Gentian hilft, wenn der Mensch
- nicht das geringste Selbstvertrauen hat [7];
- eine sehr schwierige berufliche und/oder private Lebensphase
  durchzustehen hat;
- in einer Aufbauphase steht, in der auch schwere Rückschläge
  durchzustehen sind (ohne daß er dabei an Aufgeben
  denkt);
- nicht mehr weiter weiß, das Gefühl hat, es sei „alles aus";
- einen lieben Lebenspartner (sei dies Mensch oder Tier) verlor und
  deshalb verzweifelt ist;
  seine Eltern und ihre Entscheidungen nicht verstehen kann,
  z.B. bei deren Scheidung |5|;
- sich sehr schnell den Mut nehmen läßt;
- bei Mißerfolg, und sei er auch noch so klein, gleich die „Flinte ins Korn wirft".

Es ist sehr einfach zu erkennen, wann Gentian verabreicht werden muß, da die Betroffenen
eine Körperhaltung zeigen, die ihre innere Notlage zum Ausdruck bringt, bzw. ein Sprechver-
halten, das die Resignation und das mangelnde Selbstvertrauen deutlich macht, und das sich
von dem anderer Menschen unterscheidet, die gewillt sind, eine schwierige Lebenssituation
durch die Unterstützung der Bach-Blütentherapie zu meistern.

Gorse
(Ulex europaeus, Stechginster)

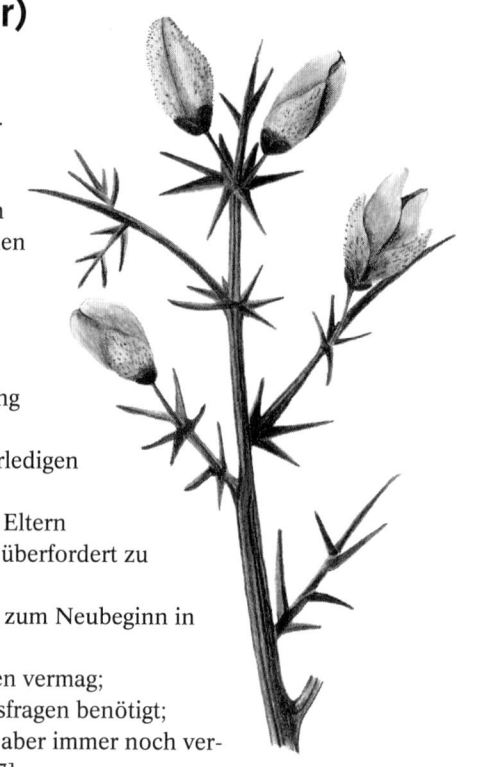

Die Bach-Blüte Gorse dient als Entscheidungshilfe.
Durch ihre Anwendung kann immer – von der Geburt bis zum Sterbelager – die für den einzelnen
richtige Entscheidung getroffen werden, auch wenn
dies manchmal für Außenstehende nicht zu erkennen
ist.

Gorse hilft, wenn der Mensch
- jede Hoffnung aufgegeben hat;
- in schwierigen Lebenssituationen die Hoffnung
  nicht verlieren darf;
- die beruflichen Belastungen nicht tatkräftig erledigen
  kann;
- als Kind schulische Erwartung von seiten der Eltern
  und/oder der Lehrer erfüllen muß, ohne sich überfordert zu
  fühlen;
- längere Zeit „Nurhausfrau" war und den Mut zum Neubeginn in
  der Arbeitswelt benötigt [5];
- sich nicht für das eine oder andere entscheiden vermag;
- eine „Entscheidungshilfe" für wichtige Lebensfragen benötigt;
- sich zwar von allen Seiten beraten läßt, dann aber immer noch verunsichert ist und nicht weiß, was er tun soll [7].

Daß Gorse anzuwenden ist, ist innerhalb der Blüten-Therapie sehr einfach zu erkennen, da die
Notwendigkeit einer schnellen und klaren Entscheidung, die von der Geburtshilfe bis zur Sterbehilfe reicht, niemals übersehen werden kann. Dabei steht „Sterbehilfe" nicht mit einer medikamentösen Einwirkung in Zusammenhang, bedeutet also keineswegs Euthanasie, sondern
meint die Kraft, die der Seele zugeführt wird, damit sie die Erde verlassen kann (s.S. 131).

Heather
(Calluna vulgaris, Schottisches Heidekraut)

Die Blüte Heather hilft, wenn ein Mensch zu lernen hat,
sich seiner wahren Persönlichkeit entsprechend zu verhalten, also dann, wenn er sich entweder ständig in den Vordergrund stellt, oder wenn er sich „kleiner" macht, als
er tatsächlich ist.
Diese beiden konträren Verhaltensmuster sind für den
Betroffenen derartig anstrengend, daß sich daraus verschiedenartigste Krankheitsbilder entwickeln können,
die insbesondere Blutdruck und Herz betreffen.
Dies hat folgenden organsprachlichen Hintergrund: Die
Menschen setzen sich entweder ständig selbst unter
Druck bzw. lassen sich von anderen unter Druck
setzen, was den Blutdruck in die Höhe schnellen
läßt, wobei keinerlei organisch/körperliche Symptomatik
eines Bluthochdrucks festzustellen ist, denn er beruht ausschließlich auf menschlichem Fehlverhalten. Dieses ist
häufig Auslöser dafür, daß die Erwartungen nicht erfüllt
werden, denn ein ständiges Sich-Aufspielen bedeutet ebenso
wie ein permanentes „Sich-niederdrücken-Lassen",
daß die Anerkennung und die Liebe der Mitmenschen erbettelt werden, was jedoch niemals gelingen kann und mit einer Enttäuschung endet.
Durch dieses jahrelang praktizierte Verhaltensmuster leidet die „Menschlichkeit" des Betroffnen,
wodurch wiederum die Herztätigkeit in Mitleidenschaft gezogen wird.
Nur intensive Therapiegespräche sowie eine gezielt
aufgebaute Bach-Blütentherapie können diesen
„Teufelskreis" durchbrechen.

Heather hilft, wenn der Mensch
- sich für „den Nabel der Welt" hält;
- andere Menschen nicht ernst nimmt und mißachtet;
- immer durch besonderes Auftreten auffallen möchte;
- andere im Beruf mit der „Ellenbogenmethode" zur Seite drückt;
- mit aller Macht der „Allerfeinste" sein möchte [5];
- sich gerne im Mittelpunkt jeglichen Geschehens sieht und ihm dazu jedes Mittel recht
  ist [7].

Es ist oft nicht einfach, zu erkennen, wann Heather angewendet werden sollte, da sich die Hilfesuchenden sehr gut zu verstellen wissen und somit das Einfühlungsvermögen des Therapeuten bei der Gesprächsführung erforderlich ist.

Holly
(Ilex aquifolium, Stechpalme)

Die Bach-Blüte Holly hilft bei plötzlich auftretenden und unkontrollierbaren Symptomen,
wie z.B. bei akuten, unerklärlichen Entzündungs-
und Schmerzattacken und starken Hustenanfällen.
Sie wirkt auch lindernd, wenn ein Mensch extrem zu
Neid, Eifersucht und Intoleranz neigt, die sich nicht nur auf
die Mitmenschen bezieht, sondern auch auf die eigene Persönlichkeit. So kann dieser Mensch über-
triebenen Perfektionismus zeigen und engt
sich damit persönlich ein, was als „Eigeninto-
leranz" bezeichnet werden kann, da er sich
selbst keinerlei Freiheit zugesteht.

Holly hilft, wenn der Mensch
– auf alles, was ihm nicht gefällt, wie ein
  „Hysteriker" reagiert;
– nicht in der Lage ist, sich vernünftig mit
  Menschen, die eine andere Meinung
  vertreten, auseinanderzusetzen;
– im Beruf auch dann nicht mit der Meinung der Vorgesetzten konform geht, wenn
  sie sich als richtig erwiesen hat;
– auf Anweisungen mit Wut und Jähzorn reagiert;
– beim kleinsten Mißerfolg, beim Neueinstieg in den Beruf, mit „ich schmeiß alles wieder hin" reagiert [5];
– öfter grundlos einen Wutausbruch hat;
– sich zunächst scheinbar durch nichts erschüttern läßt und dann
  „in die Luft geht" [7].

Durch die Gabe dieser Bach-Blüte, – bei der organisch/körperlich sehr schnell erkennbar ist,
wann sie benötigt wird, während man sich auf seelisch/psychischer Ebene vorsichtig heranta-
sten sollte, wozu das Einfühlungsvermögen des Therapierenden gefordert ist –, werden orga-
nisch/körperliche Überreaktionen auf einen „Normalstand" gebracht. Somit wird die Grundlage für einen normalen Heilungsverlauf geschaffen. Menschen in schwierigen seelisch/psy-
chischen Situationen können durch Holly in die Lage versetzt werden, mit der nötigen persönlichen Einsicht und Bereitschaft zur Änderung, die Intoleranz in eine liebevolle Toleranz
umzuwandeln.

Honeysuckle
(Lonicera caprifolium, Geißblatt)

Honeysuckle trägt dazu bei, daß die gesamte orga-
nisch/körperliche sowie seelisch/psychische Vergangenheit so aufgearbeitet werden kann, daß
sie keinerlei unnötigen und somit krankmachenden
Ballast mehr darstellt.
Diese Bach-Blüte wird nur sehr selten als Hilfe in der
bisherigen Bach-Blütentherapie beachtet, da sie vollkommen falsch interpretiert worden ist: Durch Honeysuckle ist der Mensch nicht nur in der Lage, kurz-
fristige Erlebnisse entsprechend seiner Persönlichkeit zu verarbeiten, sondern auch solche, die
bereits lange zurückliegen und als „Ballast"
in der Seele gespeichert sind.

Honeysuckle hilft, wenn der Mensch
– einen schweren Verlust, z.B. einen Todesfall, aufzuarbeiten hat;
– meint, daß ihn die Vergangenheit in seinen Gedankenmustern immer wieder
  einholt;
– Schwierigkeiten hat, in der Gegenwart zu leben;
– eine geschäftliche/private Veränderung vor sich hat;
– in eine neue Lebenssituation eingetreten ist;
– diese neuen Lebensumstände nur mit Schwierigkeiten meistern kann;
– z.B. das Kind in den Kindergarten geht und seiner Mutter nachweint;
– z.B. die Frau bei Verlust des Partners nach längerer Zeit „Hausfrauendaseins" nun
  unfreiwillig und widerwillig berufstätig ist [5];
– mit der gegenwärtigen Lebenssituation nicht zurechtkommt und deshalb in die
  Vergangenheit flüchtet;
– eine bereits vergangene Lebenssituation herbeisehnt;
– sich mit einer ganz normalen Entwicklungsphase auseinandersetzt [7].

Die Blüte ist differenziert einzusetzen, und zwar, indem innerhalb von Heilungsprozessen immer wieder in bestimmten Abständen einerseits entgiftet wird (s.S. 99) und diese Phasen insbesondere dazu genutzt werden, die negativen Erfahrungen der Erkrankung bzw. Krankheit
auszuscheiden. Dies muß auch bei seelisch/psychischen Entwicklungsabläufen geschehen, damit die für die Persönlichkeit des Betroffenen notwendigen Erfahrungen gemacht werden können.

Hornbeam
(Carpinus betulus, Weißbuche oder Hainbuche)

Hornbeam unterstützt vor allem einen Heilungsprozeß bzw. eine seelisch/psychische Entwicklungsphase, für die besondere energetische wie körperliche Kraft benötigt wird. Dies ist nicht auf Schwerstkranke oder Menschen in großer seelisch/psychischer Bedrängnis beschränkt, sondern betrifft jeden Menschen, der bereits seit längerer Zeit verschiedene oder auch nahezu identische Krankheitssymptome zeigt oder in Intervallen davon befallen wird. Hornbeam dient dazu, eine tatsächliche Krankheit zu provozieren und einen Heilungsprozeß einzuleiten. Auch Menschen in arger seelisch/psychischer Bedrängnis, die sich nicht als festes Krankheitsbild zeigt, sondern eine momentane Notsituation darstellt, wie z.B. ein Todesfall, eine Scheidung bzw. Trennung etc., benötigen Hornbeam.

Hornbeam hilft, wenn der Mensch
- nicht nur körperlich, sondern auch seelisch total erschöpft ist;
- in einer sehr schweren beruflichen und/oder privaten Phase steckt, in der er alle Kräfte benötigt;
- seine Kraft nicht nur im Beruf, sondern auch im Sport benötigt;
- alle Kräfte benötigt, um „Prüfungsstreß" zu bewältigen;
- in neuen beruflichen Angelegenheiten „seinen Mann stehen" muß;
- den „absoluten Kraftspender" benötigt [5];
- nicht mehr die Kraft hat, Lebenssituationen generell bis zum Ende zu durchleben;
- meint, daß ihm vorzeitig die „Luft ausgeht", wenn Anstrengungen zu erledigen sind [7].

Die Anwendung der Blüte Hornbeam ist mit dem Spielen einer Klaviatur zu vergleichen und erfordert Fingerspitzengefühl vom Therapierenden, damit er den richtigen Moment für ihre Gabe erkennt, so daß ihre Wirkung so schnell wie möglich einsetzen kann. Dies bedeutet jedoch nicht, daß eine etwas verspätete Hilfe durch diese Blüte nicht wirksam ist, sondern, daß eine energetische Hilfe durch die Blüte Hornbeam im richtigen Moment am effektivsten ist.

Impatiens
(Impatiens glandulifera, Drüsentragendes Springkraut)

Impatiens bewirkt, daß jeder organisch/körperliche Heilungsprozeß in der für ihn notwendigen Form verlaufen kann und weder eine Blockierung noch ein Rückfall aufgrund menschlicher Ungeduld und Erwartungshaltung auftreten. Dies ist auch bei seelisch/psychischen Notständen der Fall, bei denen eine enorme Verschlimmerung des bereits bestehenden Zustandes verhindert wird. So ist diese Blüte vor allen Dingen dann anzuwenden, wenn für Entwicklungsprozessse Ruhe und Gelassenheit erforderlich sind, was jedoch keineswegs Resignation bedeutet.

Impatiens hilft, wenn der Mensch
- zu totaler Ungeduld neigt;
- anderen die Arbeit aus der Hand nimmt, da er meint, sie schneller und besser erledigen zu können;
- zu lernen hat, Arbeit zu delegieren;
- nicht abwarten kann, bis ein anderer zu Ende geredet hat [7];
- Geduld aufzubringen hat, um einen beruflichen Neubeginn in entsprechende Erfolgsbahnen zu lenken;
- als Kind aus Ungeduld, z.B. beim Spielen, zu Unfällen neigt, da es den anderen zeigen möchte: „so macht man das" [5];
- nicht verstehen kann, daß andere Menschen ihm nützlich sein können, wenn er Verständnis für sie aufzubringen vermag.

Die Bedeutung dieser Blüte ist insbesondere in unserer heutigen schnellebigen Zeit nicht zu unterschätzen, denn durch Ungeduld und ihre Folgen können ungeahnte und unkontrollierbare Kettenreaktionen entstehen.

Larch
(Larix decidua, Lärche)

Die Bach-Blüte Larch hilft, wenn eine scheinbar aussichtslose Situation den Menschen mutlos macht und sich zur Resignation zu entwickeln droht, wodurch weder eine Besserung, geschweige denn ein Heilungsvorgang in Gang gesetzt werden können, sondern sich ein ursprünglich harmloser organisch/körperlicher oder seelisch/psychischer Zustand so zuspitzen kann, daß das tatsächliche Krankheitsbild vollkommen verändert ist und sich hochgradig dramatische Symptome entwickeln.

Larch hilft, wenn der Mensch
- in allergrößten Nöten ist und nicht mehr weiter weiß (wobei die Situation selbst nicht lebensbedrohlich ist, es jedoch durch die Mutlosigkeit werden kann) [5];
- unter Selbstvorwürfen und Selbstzweifeln leidet;
- in großen beruflichen/privaten Entscheidungsphasen steht und nicht die nötigen inneren Kräfte zu ihrer Bewältigung besitzt;
- Anpassungsschwierigkeiten hat, da er sich zuwenig zutraut;
- sich nicht selbst vertraut und lieber auf andere Menschen hört;
- nicht in der Lage ist, zu unterscheiden, was seine eigene Meinung ist und was die anderer [7].

Die Notwendigkeit für die Verabreichung dieser Bach-Blüte ist nicht leicht zu erkennen, denn viele mutlose Menschen zeigen ihre innere Notlage nicht offen, sondern verstecken sie hinter einer forschen Maske.

Mimulus
(Mimulus guttatus, Gefleckte Gauklerblume)

Die Bach-Blüte Mimulus wirkt gegen begründete wie un-
begründete Ängste. Hat sich eine Angstsituation
erst einmal aufbauen können, so ist häufig eine
genaue Unterscheidung zwischen begründet und
unbegründet nicht mehr möglich, da jede Angst
den Blickwinkel vollkommen einengt und weitere Befürchtungen anzieht.

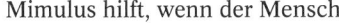

Mimulus hilft, wenn der Mensch
- Angst vor ganz bestimmten Situationen, Menschen
  und Dingen hat;
- in einer Aufbauphase ist und allen erdenklichen Mut benötigt;
- in der Anfangsphase des Aufbaues nicht mehr weiter-
  kommt;
- in schulischen oder beruflichen Prüfungsphasen steckt;
- als Frau nach langem „Nurhausfrauendasein" in den
  Beruf zurück möchte [5];
- sich grundsätzlich ängstigt, diese Ängste jedoch genau beschreiben kann;
- Angst hat, sich so zu nehmen, wie er ist;
- sich wegen Dingen ängstigt, die er jedoch selbst aus
  der Welt schaffen kann [7].

Der Bedarf an Mimulus ist durch einfache Befragung relativ schnell
für jeden Therapierenden zu erkennen, da die Menschen, die diese
Blüte benötigen, meistens ihre Bedrängnis „herausprudeln".

Mustard
(Sinapis arvensis, Wilder Senf)

Mustard hilft Erkrankten, die zutiefst mutlos sind, was sie depressiv erscheinen läßt, jedoch keine „echte" Depression im klassisch-schulmedizinischen Sinne ist. Auch auf seelisch/psychischer Ebene kann dies auftreten, wenn innerhalb einer Lebensphase Ereignisse erfolgen, die der Mensch nicht zu verarbeiten vermag, sondern die ihm Lebensmut und -freude am Leben „abschnüren", wie „ein Strick um den Hals". Diese Wortwahl benutzen die Menschen, die Mustard benötigen, häufig; sie dient als Klassifizierung und zur Unterscheidung von anderen Bach-Blüten, die die Lebensfreude wieder zu entfachen vermögen, wie u.a. Mimulus und Star of Bethlehem.

Mustard hilft, wenn der Mensch
- aus ganz bestimmtem Grund in Traurigkeit versinkt, z.B. nach einer Trennung;
- in einer Phase, in der es auf „etwas Besonderes ankommt", den nötigen Antrieb nicht aufbringt;
- in einer Aufbauphase wegen Rückschlägen aufzugeben droht, da er „in ein tiefes Loch gefallen ist";
- z.B. das Kind sich nach einer schlechten Zensur als Versager fühlt und deshalb nicht mehr zur Schule gehen möchte;
- z.B. die Frau sich minderwertig fühlt, weil sie nach dem „Hausfrauendasein" keine neue Arbeit findet;
- z.B. die Frau sich als „Nurhausfrau" minderwertig fühlt [5];
- sich mitunter – aus bestimmten Gründen – in „dunkle" Stimmungen flüchtet, selten jedoch alleine aus ihnen herauskommt [7].

Bei der Anwendung dieser Bach-Blüte sind unnötige „Umwege" zu vermeiden, die wertvolle Zeit für Ausheilungsprozesse kosten würden, denn insbesondere bei langwierigen und immer wieder auftretenden Krankheiten wird Mustard benötigt, da die Erkrankten durch die lange Dauer ihres Krankseins sehr viel Zeit zum Nachdenken und unnötigem Nachgrübeln über die Vergangenheit haben.

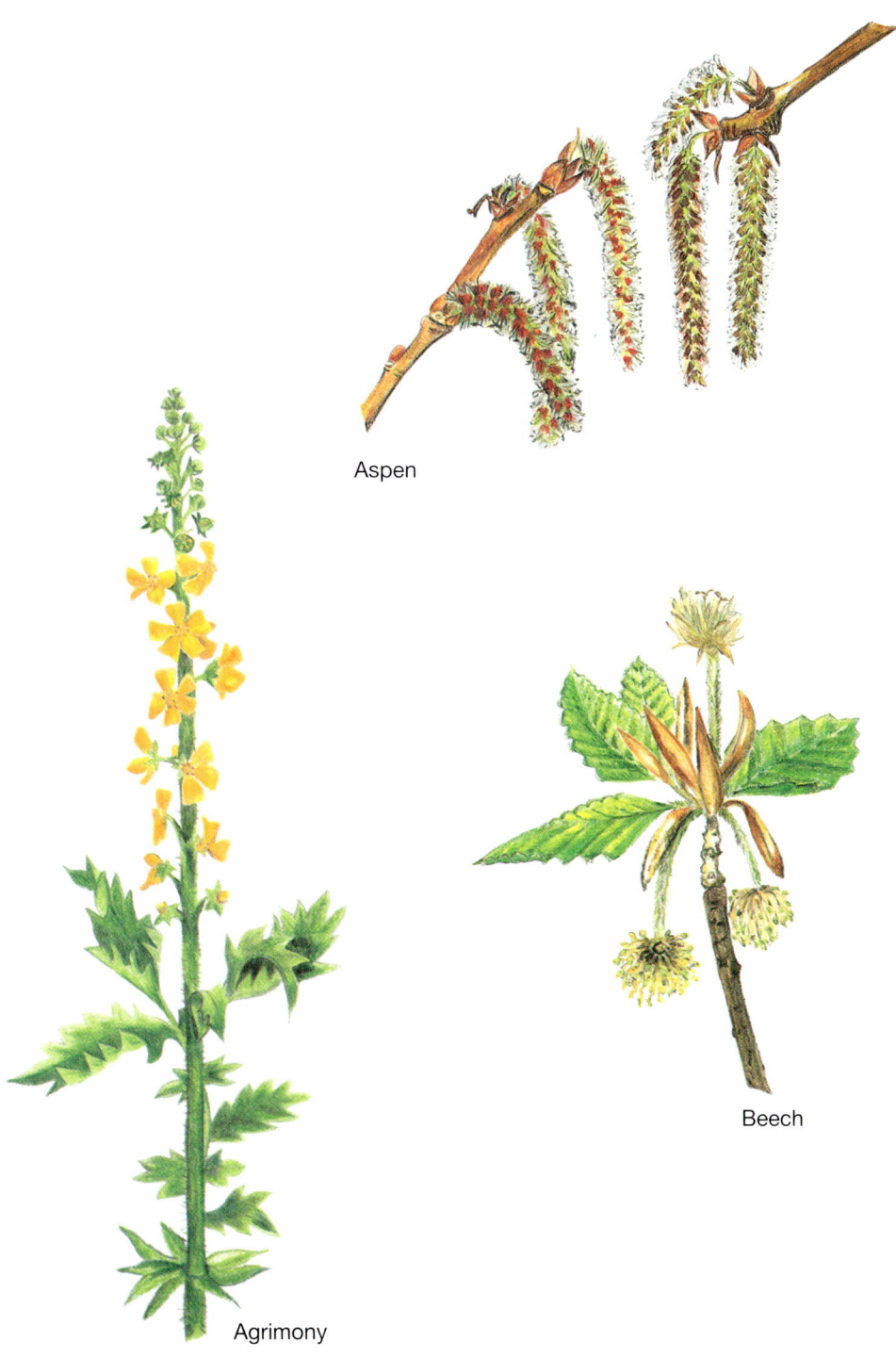

Aspen

Agrimony

Beech

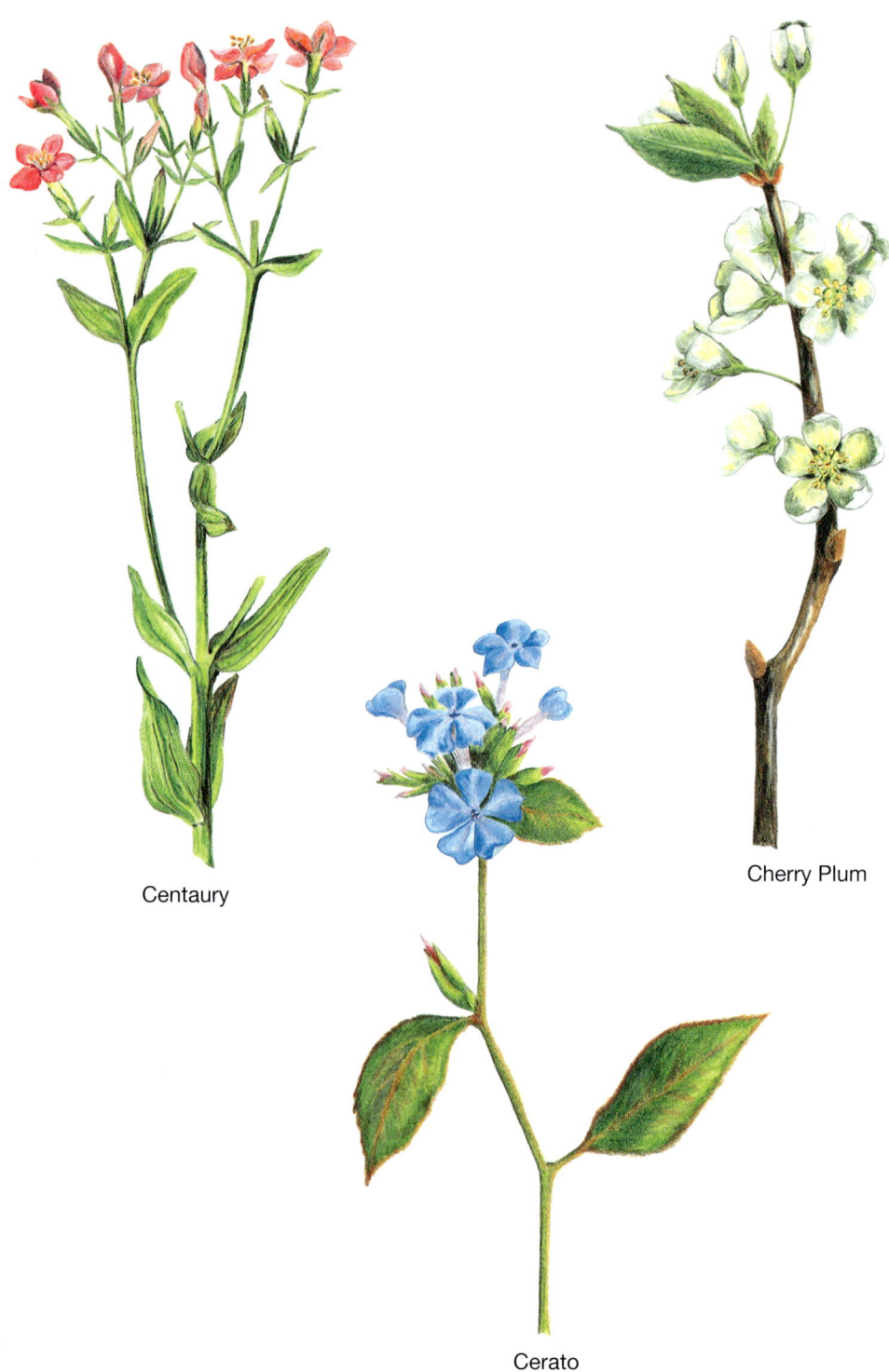

Centaury

Cerato

Cherry Plum

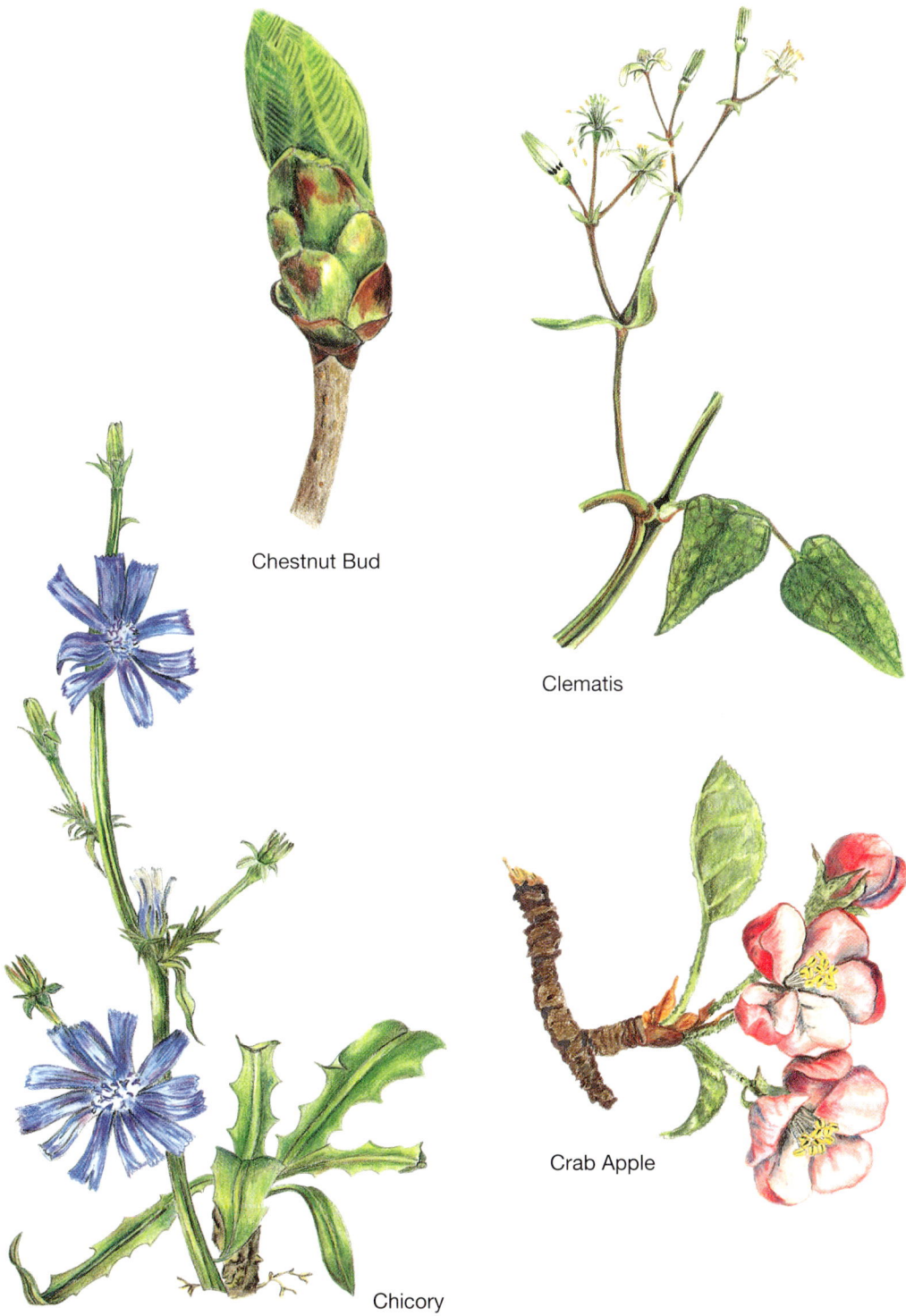

Chestnut Bud

Clematis

Chicory

Crab Apple

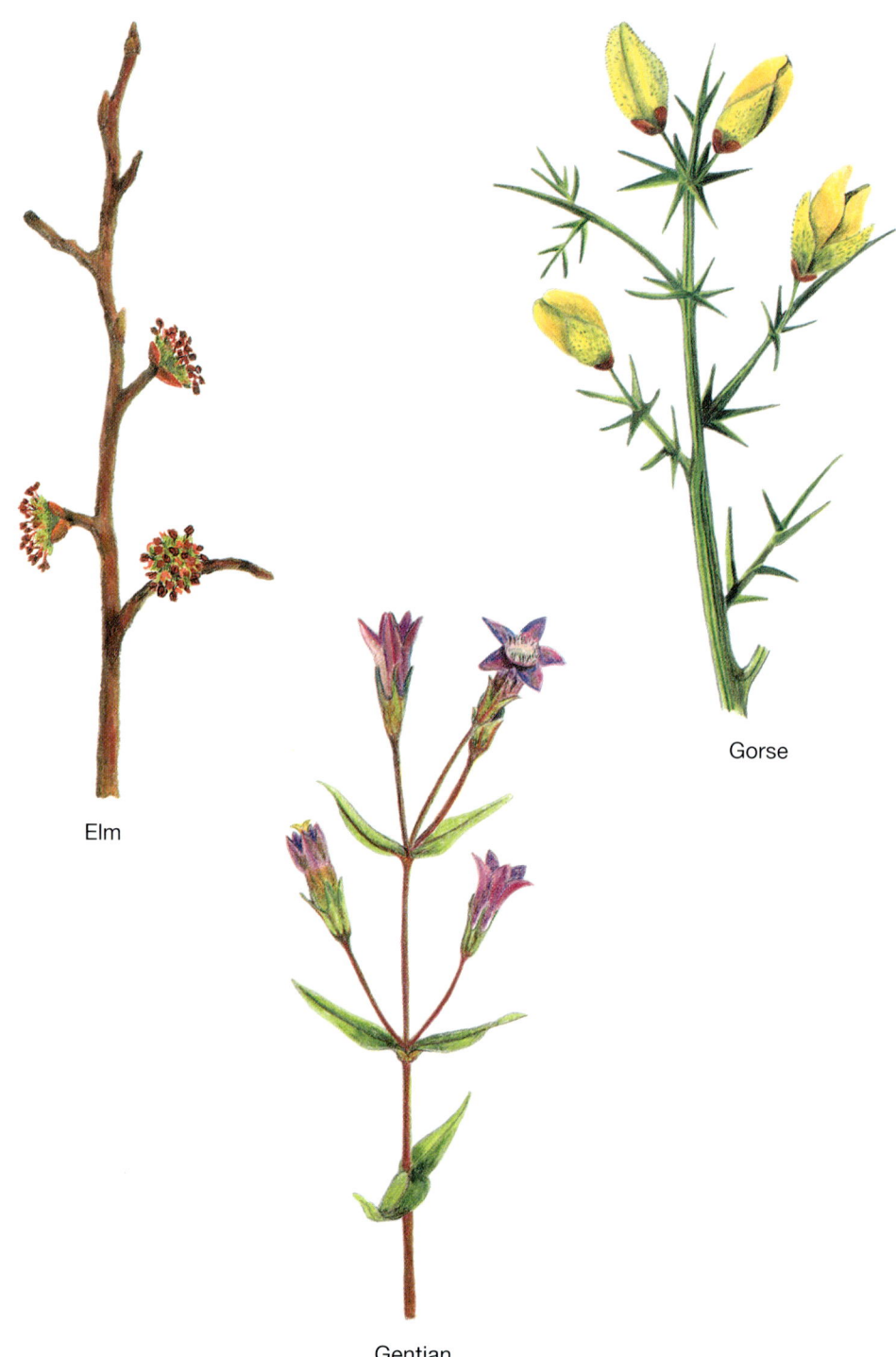

Elm

Gentian

Gorse

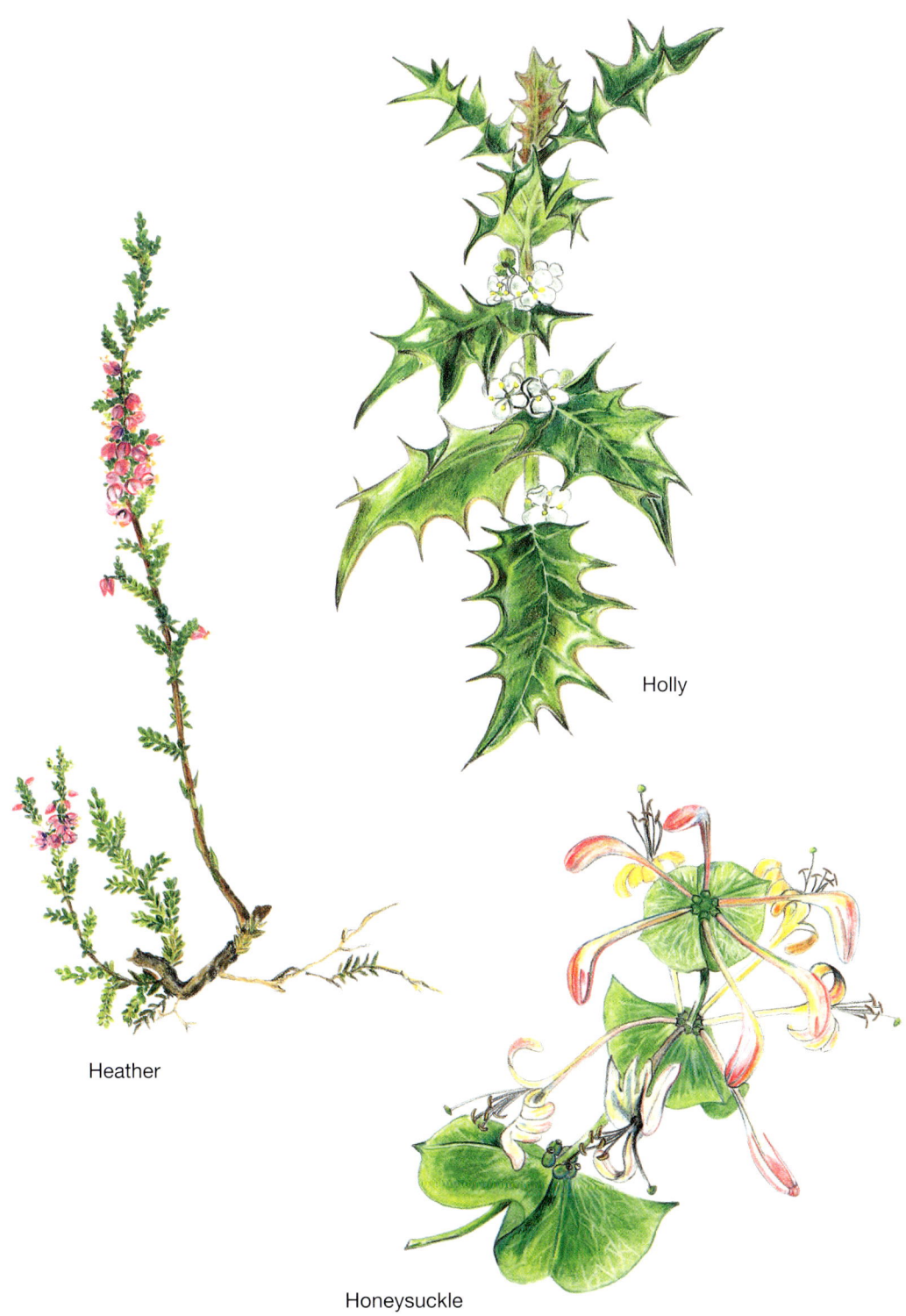

Holly

Heather

Honeysuckle

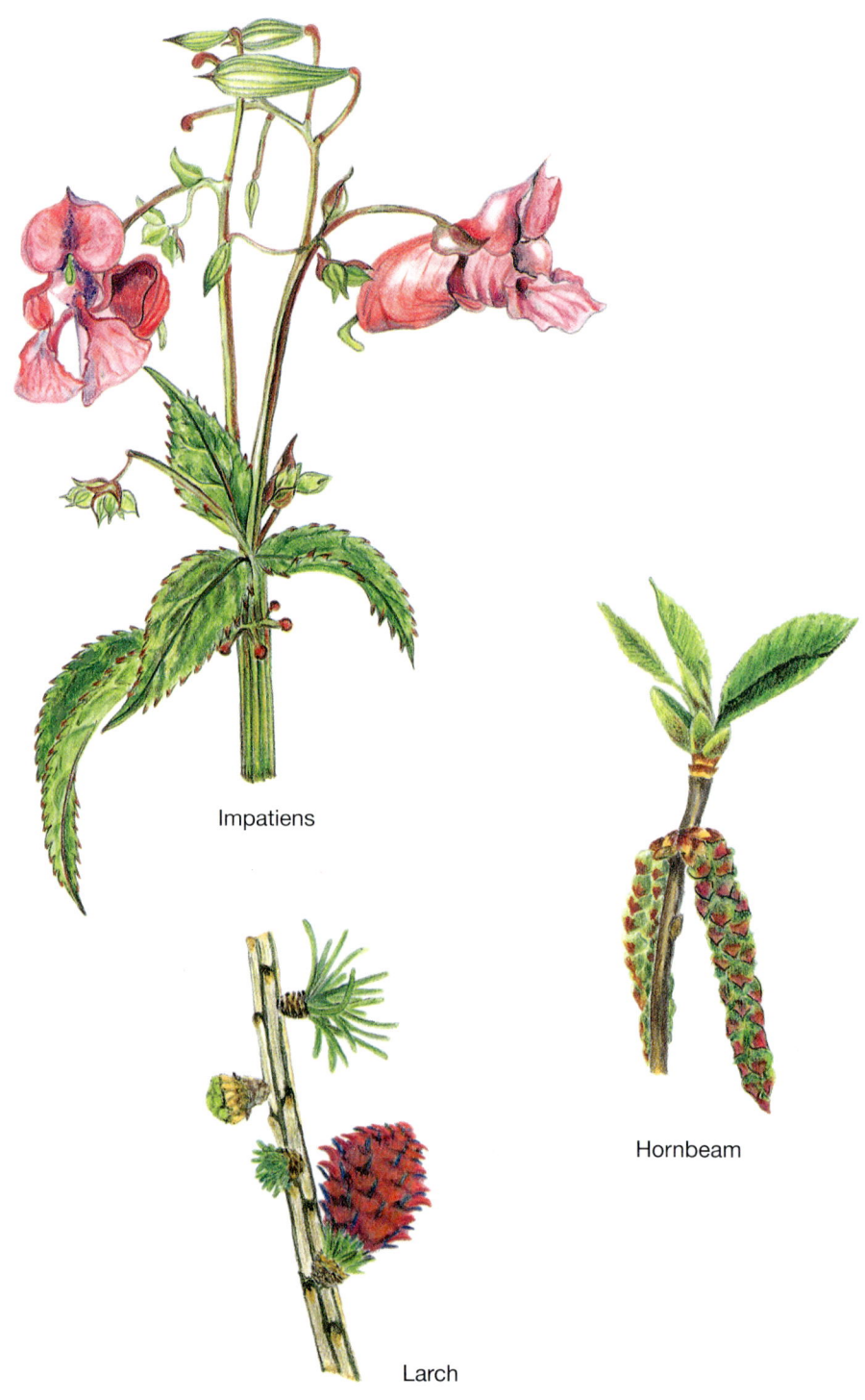

Impatiens

Hornbeam

Larch

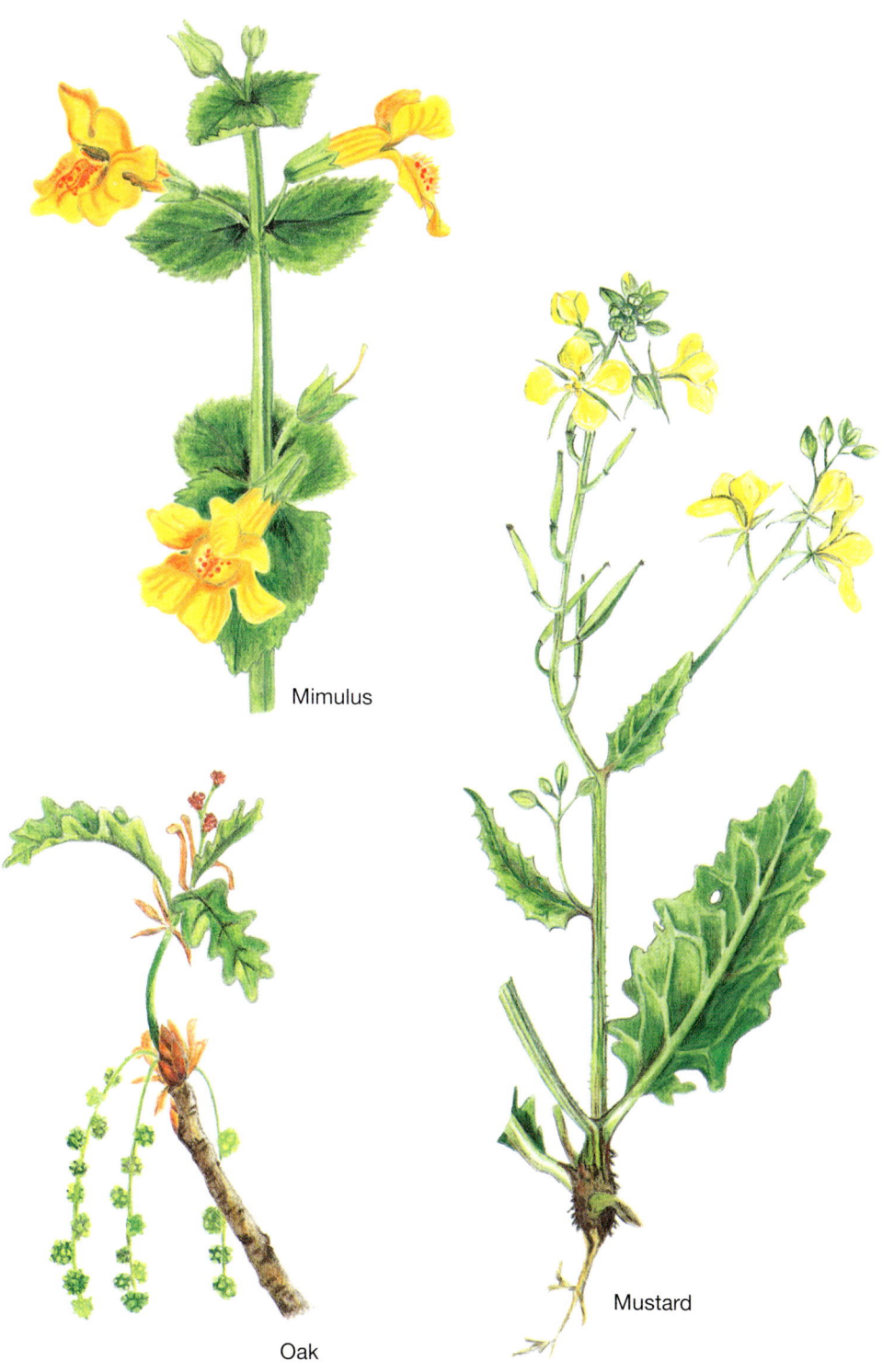

Mimulus

Oak

Mustard

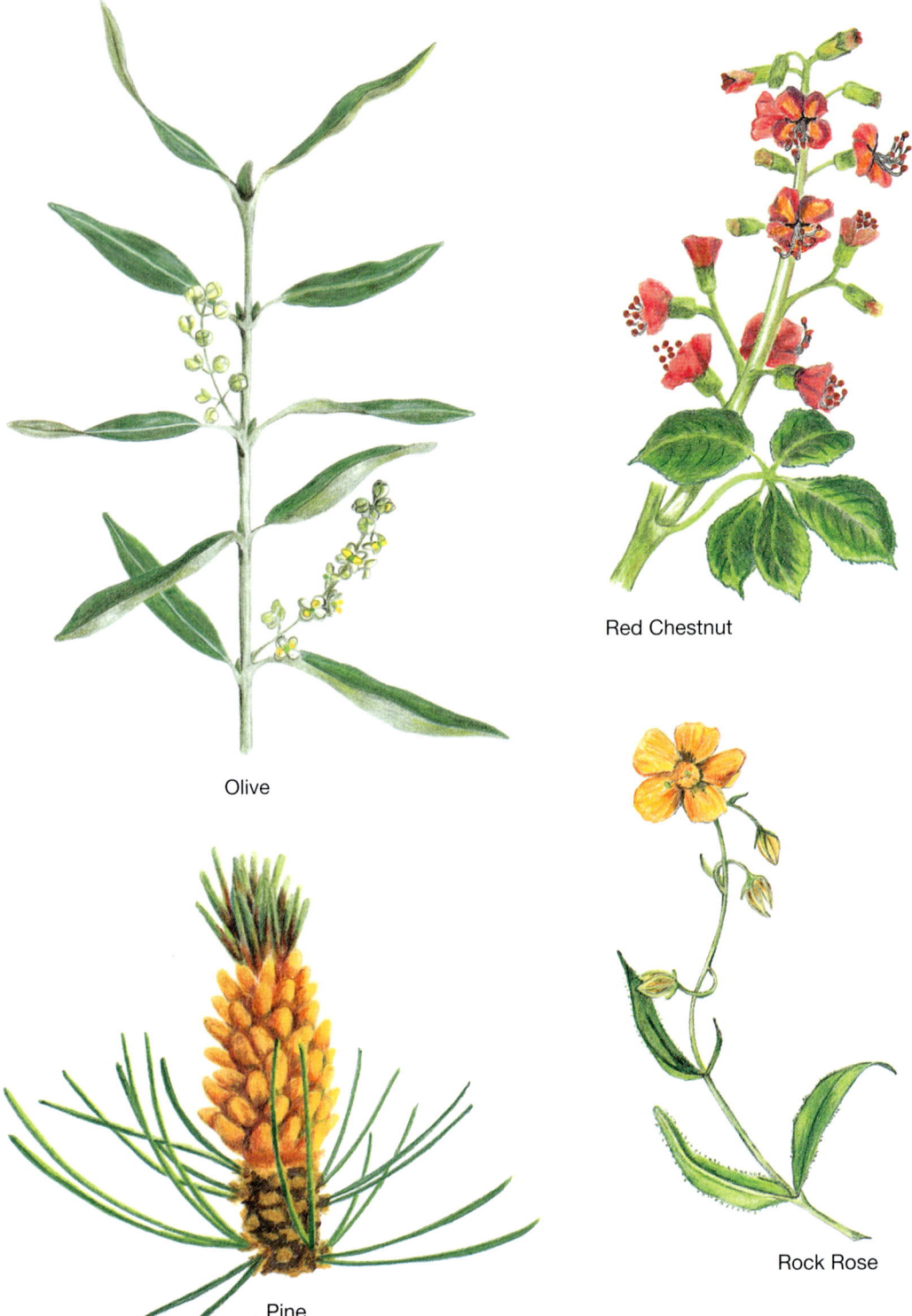

Olive

Red Chestnut

Pine

Rock Rose

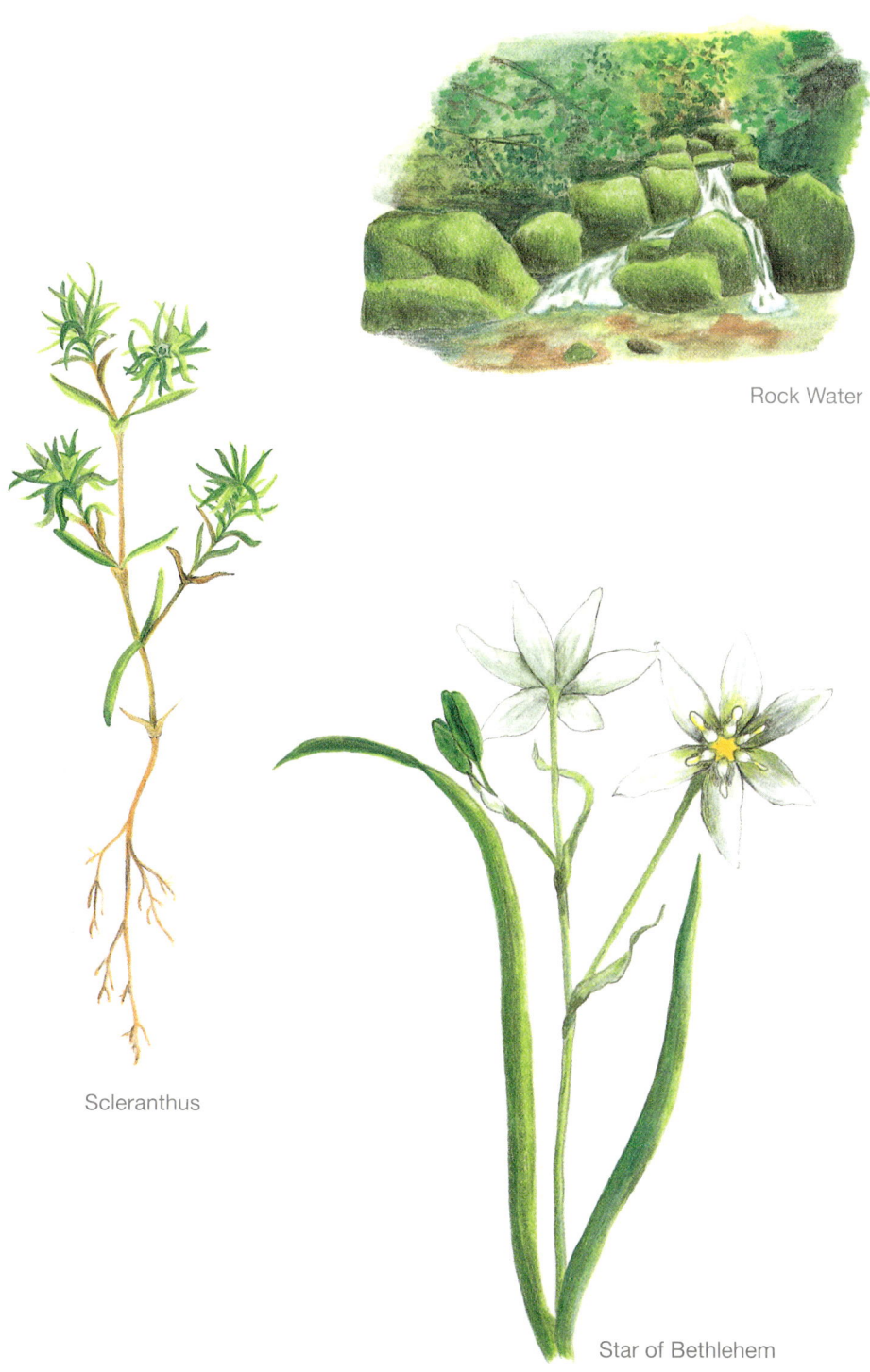

Rock Water

Scleranthus

Star of Bethlehem

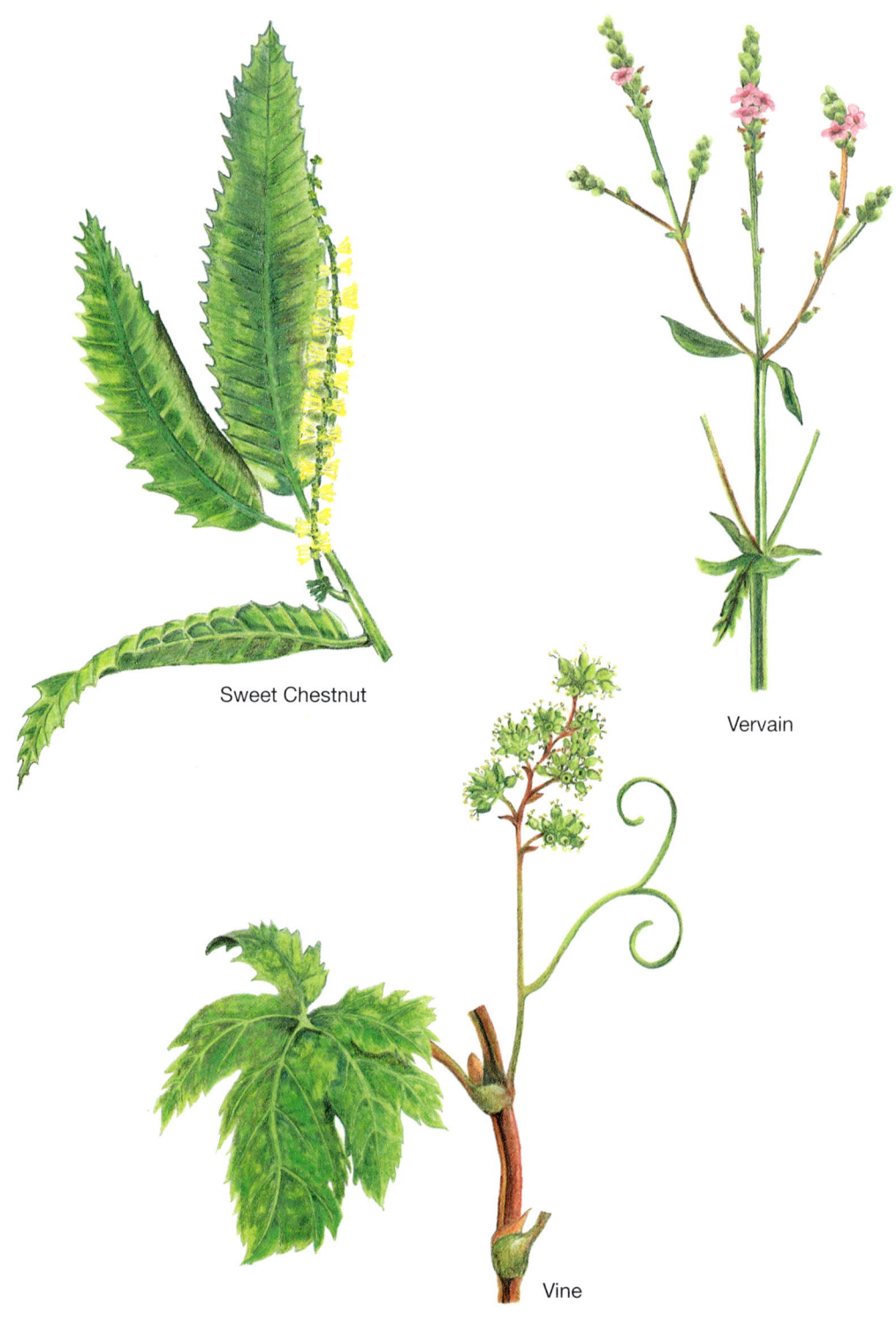

Sweet Chestnut

Vervain

Vine

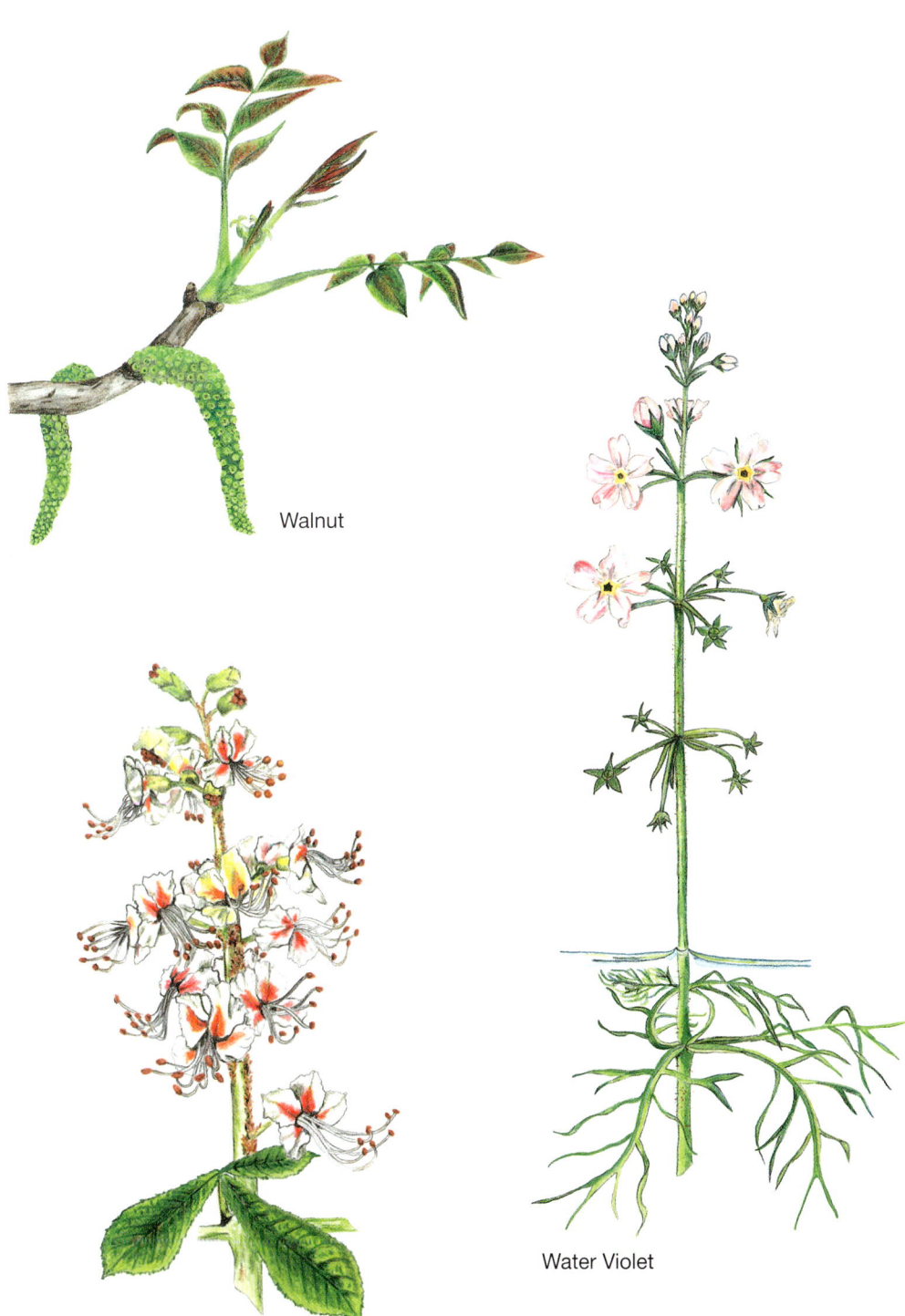

Walnut

White Chestnut

Water Violet

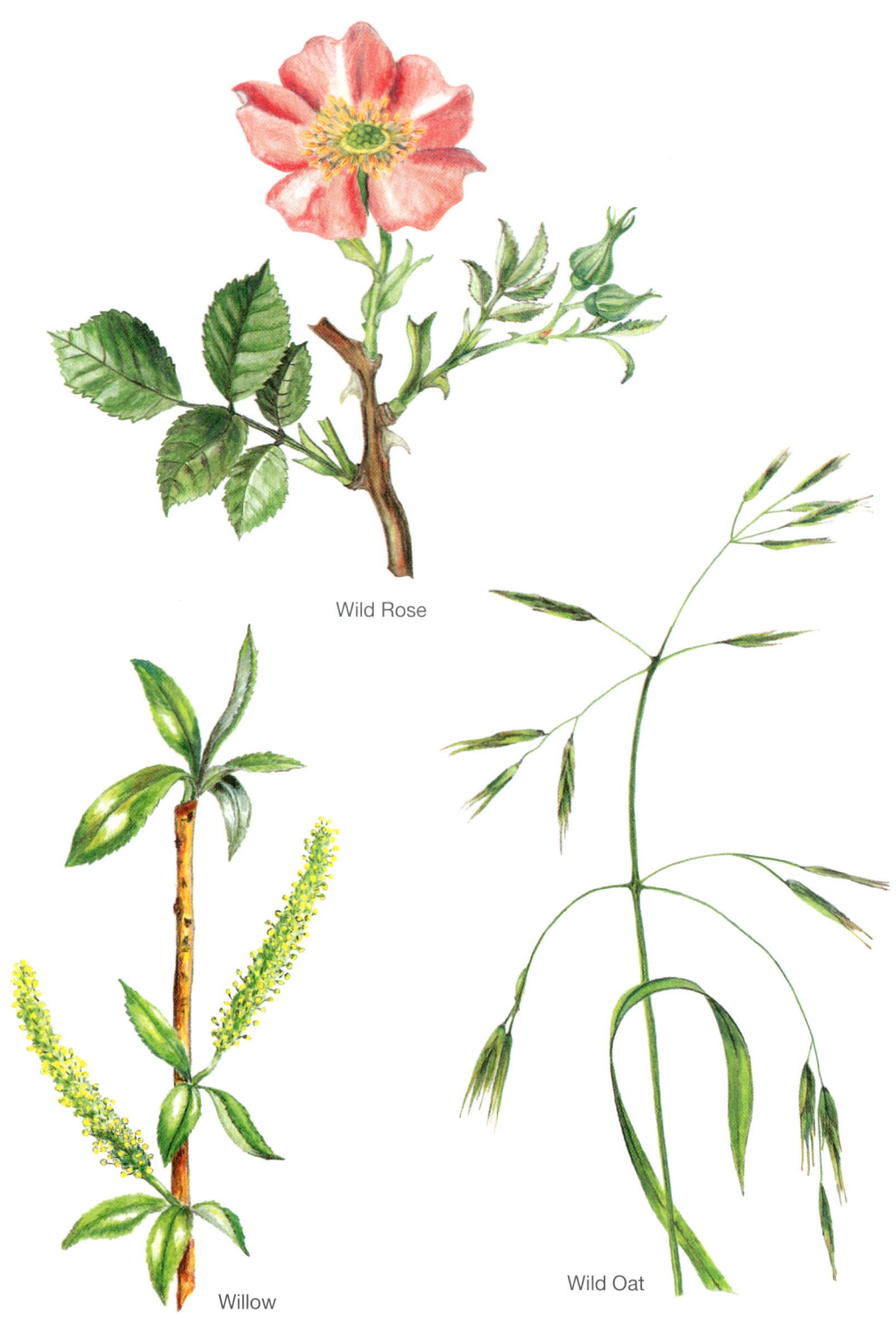

Wild Rose

Willow

Wild Oat

Oak
(Quercus robur, Eiche)

Diese Bach-Blüte ist wirksam, wenn ein erkrankter
Mensch eine Lebensphase zu durchleben hat, in der er extrem
viel Mut braucht. Oak ist insbesondere dann hilfreich, wenn ein
Mensch sich selbst aufzugeben droht und/oder Heilungsverläufe
enormes Durchhaltevermögen erfordern, wie dies z.B. bei Schwerst-
erkrankten und bei Verletzungen der Fall ist, aber auch bei länger
anhaltenden seelisch/psychischen Notsituationen.

Oak hilft, wenn der Mensch
– besondere Kräfte benötigt;
– sich in einer Aufbau- und Erneuerungsphase befindet;
– für alle beruflichen wie privaten Bereiche Kraft benötigt
  [5];
– mit aller Anstrengung bestimmte Dinge zu erreichen
  versucht;
– nicht in der Lage ist zu erkennen, daß seine Kraftreserven erschöpft sind und auch dann noch seine Pflicht
  erfüllt, wenn er den „Kopf unter dem Arm trägt" [7].

Diese Blüte ist in der jetzigen Zeit nicht zu unterschätzen, da der heutige Mensch viel zu ziel-
strebig ist und sich kräftemäßig vollkommen verausgabt. Eine auftretende Krankheit wird von
diesen pflichtbewußten Menschen selten ernstgenommen und auskuriert.

Olive
(Olea europaea, Olive)

Die Bach-Blüte Olive ist wirksam bei Erkrankungen bzw. Krankheiten der Schleimhäute, wobei im Gegensatz zur „klassischen Schulmedizin" innerhalb der Naturheilkunde keinerlei Differenzierung gemacht wird zwischen betroffenen und nichtbetroffenen Schleimhäuten. Ist z.B. die Nasenschleimhaut von einem grippalen Infekt betroffen, so wirkt sich dies auch auf die übrige Schleimhaut aus, die erst beim Anus endet.
Außerdem hilft diese Blüte bei seelisch/psychischen Notständen, die so gut wie überstanden sind, jedoch noch einer speziellen Energie- und Kraftauffrischung bedürfen, damit erneute Rückschläge und seelisch/psychische Belastungen den Menschen in dieser noch nicht stabilen Lebenssituation nicht niederdrücken können.

Olive hilft, wenn der Mensch
- eine große Anstrengung hinter sich gebracht hat;
- in einer beruflichen und/oder privaten Änderungsphase das „Gröbste" überstanden hat;
- z.B. das Kind erste Entwicklungsphasen wie Zahnung, Einschulung etc., hinter sich gebracht hat;
- z.B. die Frau die Übergangsphase vom „Nurhausfrauenleben" in eine neue Berufstätigkeit durchlebt [5];
- sich auch nach größter Anstrengung nicht auszuruhen vermag;
- sich nach seiner beruflichen Tätigkeit noch weitere Arbeit sucht [7].

Der Bedarf an dieser Bach-Blüte ist weitaus größer, als bislang bekannt ist, denn es ist damit zu rechnen, daß sehr viele in einer Naturheilpraxis hilfesuchende Menschen schulmedizinisch mit chemischer Medikation vorbehandelt worden sind, die die Schleimhaut entweder beschädigt oder ganz vernichtet hat, so daß sie leicht Opfer einer viralen und/oder bakteriellen Infektion werden können. Eine kontinuierliche Aufbauarbeit, die durch eine Art „Kurbehandlung" mit Olive erfolgen kann, ist absolut notwendig.

Pine
(Pinus sylvestris, Schottische Kiefer)

Die Bach-Blüte Pine wird besonders dann eingesetzt, wenn ein Mensch sich selbst durch permanente Anspannung in eine Stimmung hineinmanövriert hat, die einer Depression gleichkommt, jedoch mit diesem „schulmedizinischen Krankheitsbild" absolut nichts zu tun hat, sondern lediglich dadurch entsteht, daß nach einer extremen Anspannung eine Entspannung völlig fehlt. Dies läßt sich – bei organisch/körperlicher und/oder seelisch/psychischer Disposition – nicht nur an der Muskulatur erkennen, sondern besonders auch an der Sprache.

Pine hilft, wenn der Mensch
- sich mit Selbstvorwürfen das Leben schwer macht;
- an alte Fehler zurückdenkt;
- anderen die Fehler der Vergangenheit ständig vorhält;
- sich in beruflichen/privaten Bereichen als der „Perfekte" aufspielt, der niemals Fehler macht;
- sich durch „Fehlentscheidungen" seiner Eltern anderen gegenüber benachteiligt und zurückgesetzt fühlt [5];
- sich nach Anstrengungen nur sehr schwer entspannen kann;
- regelrecht ein „schlechtes Gewissen" bekommt, wenn er nicht arbeitet [7].

Diese Blüte wird weitaus häufiger benötigt, als bislang berücksichtigt worden ist. In der heutigen Zeit meinen viele Berufstätige, nicht nur innerhalb des Berufes enormes leisten bzw. sich in den Beruf „vergraben" zu müssen, was eine gewisse Flucht vor dem normalen Leben ist (z.B. beim „Workaholic"), sondern auch nur darin ihre Lebensbefriedigung finden, wenn sie in der ihnen verbleibenden Freizeit einem Hobby nachgehen, das keinerlei Entspannung, sondern weitere Anspannung erfordert.

Red Chestnut
(Aesculus carnea, Rote Kastanie)

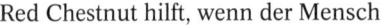

Die Bach-Blüte Red Chestnut hilft besonders Menschen, die sich unaufhörlich um ihre Angehörigen und Mitmenschen Gedanken machen, was als Einengung der eigenen Person und der Persönlichkeit anderer bezeichnet werden kann und wodurch sich organische Krankheiten entwickeln können, die sich je nach der seelisch/psychischen Grunddisposition äußern und nicht gezielt vorausgesagt werden können.

Diese Blüte ist wirksam, wenn der Mensch nicht in der Lage ist zu erkennen, daß durch sein Verhalten nicht nur er selbst, sondern auch Familienmitglieder und/oder Freunde krank werden können, denn übertriebene Fürsorge bedeutet weder Liebe noch Toleranz, sondern ist eine die Eigensucht befriedigende Ausübung von Druck, die Gegendruck hervorruft, sowohl bei demjenigen, der den Druck ausübt wie auch bei dem, der ihm ausgesetzt ist.

Red Chestnut hilft, wenn der Mensch
– andere total bemuttert und bevormundet;
– sich nicht von überfürsorglichen Gedanken befreien kann;
– im Beruf nicht den privaten Bereich „abschalten" kann;
– nicht an sich selbst, sondern immer nur an die Familie denkt [5];
– sich in Gedanken, Worten und Taten nur um andere kümmert;
– meint, nur er mache für die anderen alles richtig.

Die Notwendigkeit für den Einsatz dieser Blüte ist nicht immer einfach zu erkennen, da die Betroffenen ihr Verhaltensmuster als selbstverständlich ansehen, so daß dieses Fehlverhalten nur durch gezielte Fragen des Therapierenden aufgedeckt werden kann.

Rock Rose
(Helianthemum nummularium,
Gelbes Sonnenröschen)

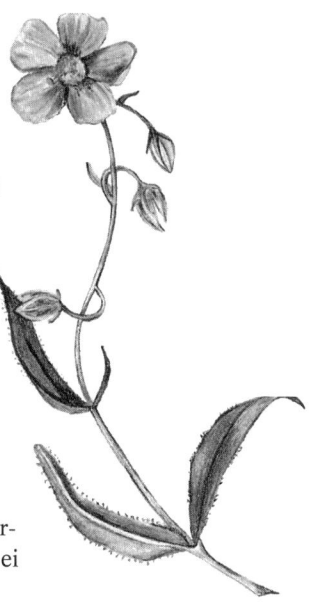

Die Bach-Blüte Rock Rose ist insbesondere wirksam, wenn
ein Mensch einen essentiellen und/oder organisch/körperlichen
Schock erlitten hat. Beides ist nur sehr schwer zu trennen,
da jeder organisch/körperliche Schock auch einen essentiellen, also seelisch/psychischen Schock, darstellt,
während der umgekehrte Fall äußerst selten eintrifft. Rock
Rose trägt dazu bei, daß diese tiefgreifenden Schockerleb-
nisse abgebaut werden und erst vor kurzem erfolgte Schocker-
lebnisse sich nicht festsetzen. Somit können organisch/körper-
liche Folgeschäden vermieden bzw. bereits aufgetretene Schädigungen geheilt werden.
Rock Rose ist wirksam bei organisch/körperlichen Reaktionen
auf traumatische Erlebnisse, die sich mittels des Erlebten nicht erklären lassen, wie z.B. bei extremer Neigung zu Durchfall oder bei
allergischen Reaktionen.

Rock Rose hilft, wenn der Mensch
 – in Panik geraten ist, weil etwas nicht so „läuft", wie er es sich vorgestellt hat;
 – zu „weinerlichem" Mitleid neigt;
 – nicht auf Hilfe von außen, geschweige denn „aus sich selbst heraus" zu hoffen wagt;
 – bereits im Vorfeld Panik vor zu erwartenden Ereignissen privater und/oder beruflicher
   Art hat;
 – „Prüfungspanik" hat [5];
 – nicht in der Lage ist, in wichtigen Situationen Ruhe zu bewahren;
 – den Grund dieser Panikzustände nicht kennt [7].

Es ist nicht immer sofort zu erkennen, wann die Blüte eingesetzt werden muß, insbesondere
dann nicht, wenn es sich um länger zurückliegende traumatische Erlebnisse handelt, an die
sich der Betroffene nicht mehr bewußt erinnert, die aber Auslöser für eine bestehende oder öfter auftretende Krankheit bzw. Erkrankungen sind. Dies kann jedoch innerhalb des Therapiegespräches herausgearbeitet werden, so daß dieser traumatische Zustand in der Folgetherapie
vollkommen beseitigt werden kann.

Rock Water
(Wasser aus heilkräftigen Quellen)

Die einzige „Nichtblüte" unter den Bach-Blüten hilft, wenn ein Mensch derartig verbohrt und innerlich versteinert ist, daß für ihn nur sein persönlicher Wille und seine Ansichten zählen, die er auch anderen Menschen mit aller Gewalt aufzuzwingen versucht, was sich organisch/körperlich durch Verhärtungen sowie Versteifungen der Muskulatur und der kleinen Gelenke äußert, welche jedoch keinerlei rheumatische Genese aufweisen, sondern einen rein organsprachlichen Hintergrund haben.

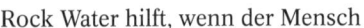

Rock Water hilft, wenn der Mensch
- nicht in der Lage ist, sich zu entspannen, da er meint, immer „funktionieren" zu müssen;
- meint, auf „Biegen und Brechen" etwas in einer bestimmten Zeitspanne erreichen zu müssen;
- anderen Menschen nicht ihre Ansichten zugesteht, sondern ihnen seine Meinung aufzuzwingen versucht [7];
- nicht in der Lage ist, andere Menschen so anzunehmen, wie sie sind;
- den Familienmitgliedern keinerlei Freiheiten läßt;
- sich keinerlei Ratschläge geben läßt;
- mit anderen im Streit liegt, da er eine „Vormachtstellung" erreichen möchte;
- z.B. das Kind mit „Verkniffenheit" der Klassenbeste zu sein wünscht,
- z.B. das Kind mit aller Macht die Lehrer überzeugen möchte, daß der Lehrstoff nicht richtig vermittelt wird [5].

Es ist nicht immer sofort zu erkennen, wann Rock Water gegeben werden sollte, da die Betroffenen ihr Verhaltensmuster als vollkommen normal betrachten und sich auch durch Therapiegespräche nicht so schnell von ihrer Einstellung abbringen lassen, so daß diese mit viel Fingerspitzengefühl geführt werden müssen.

Scleranthus
(Scleranthus annuus, Einjähriges Knäuel)

Die Bach-Blüte Scleranthus hilft, einen endgültigen Entschluß zu treffen, wenn entweder eine andere Lebenssituation und/oder ein Heilungsprozeß eingeleitet werden müssen. Sie ist anzuwenden, wenn Heilungsprozesse hin und her schwanken, also einmal eine Besserung und dann eine Verschlechterung durchlebt werden, und/oder jemand nicht in der Lage ist, eine seiner Persönlichkeit und seinen Bedürfnissen angemessene Entscheidung zu fällen.

Scleranthus hilft, wenn der Mensch
- durch ein Erlebnis innerlich „aus der Bahn geworfen" wurde;
- durch Streß, Aufregung und Anstrengung schnell aus dem inneren Gleichgewicht gebracht wird;
- nicht ruhig und gelassen sein kann [7];
- in einer anstrengenden beruflichen und/oder privaten Phase steckt;
- sich den harten Ansprüchen des Berufes nicht gewachsen fühlt;
- nicht die nötige Entscheidungskraft besitzt;
- z.B. das Kind sich im Umgang mit den Mitschülern nicht durchsetzen kann [5].

Scleranthus ist bislang vollkommen unterschätzt worden, da die Interpretation dieser Blüte nicht ihren tatsächlichen Möglichkeiten entspricht. Sie ist besonders in der heutigen Zeit wichtig, denn vermutlich müssen alle Menschen ein oder mehrere bedrückende Ereignisse durchleben, und sei es die eigene Geburt, die u.U. mit Saugglocke, Kaiserschnitt erfolgte oder künstlich eingeleitet wurde und als schlimmstes Erlebnis zwar im Unterbewußtsein schlummert, jedoch das Leben intensiv mitbestimmt.

Star of Bethlehem
(Ornithogalum umbellatum, Doldiger Milchstern)

Star of Bethlehem wirkt, wenn tiefgreifende Ereignisse dem Menschen den „Boden unter den Füßen weggezogen" haben, so daß dieser nicht mehr in der Lage ist, das Leben als lebenswert zu empfinden und sich total zurückzieht und/oder sich selbst das Leben nehmen möchte. Der Einsatz dieser Blüte ist insbesondere dann dringlich anzuraten, wenn ein Mensch einen sehr schwerwiegenden persönlichen Verlust erlitten hat, wie den Tod eines von ihm geliebten Menschen, selbst in einen Unglücks- oder Katastrophenfall verwickelt wurde oder aber von einer schlechten Nachricht überrascht wird, z.B., daß er als unheilbar krank gilt.

Star of Bethlehem hilft, wenn der Mensch
- ein für ihn erschütterndes Erlebnis hatte oder noch vor sich hat;
- eine große seelische und geistige Anstrengung bewältigen muß;
- eine berufliche Anstrengung eingeplant bzw. erlebt hat;
- eine anstrengende Prüfungszeit vor bzw. hinter sich hat;
- z.B. die Frau nach dem Tod des Mannes (aus wirtschaftlicher Notlage heraus) wieder arbeiten muß und evtl. noch niemals berufstätig war [5];
- nach schlimmen Ereignissen in tiefe Traurigkeit verfällt, aus der er sich weder allein noch mit Hilfe liebevoller Menschen befreien kann, er also nicht in der Lage ist, ein trauriges Erlebnis zu verarbeiten [7].

Die Gabe dieser Blüte, die von Edward Bach als „Seelentröster" bezeichnet wurde, ist heutzutage weitaus häufiger notwendig als vermutet, da die Menschen mit sehr vielen unmenschlichen Situationen konfrontiert werden und weitaus weniger belastbar sind als die Menschen in früheren Zeiten.

Sweet Chestnut
(Castanea sativa, Eßkastanie oder Edelkastanie)

Die Bach-Blüte Sweet Chestnut ist dann einzusetzen, wenn ein erkrankter Mensch nach einer überstandenen Krise bzw. einer sehr anstrengenden seelisch/geistigen und/oder organisch/körperlichen Situation neue Kräfte benötigt, die einen Rückfall bzw. einen Stillstand verhindern. Diese Blüte ist im Unterschied zu Oak und Olive beson- ders eine körperlich/organische „Kraftdusche", die die gesamtheitlichen Kräfte des Menschen unterstützt.

Sweet Chestnut hilft, wenn der Mensch
- eine für ihn sehr anstrengende berufliche und/oder private Lebensphase vor bzw. hinter sich hat [7];
- eine Prüfung nicht bestanden hat und sich nun to- tal erschöpft fühlt;
- sich nach einer Krankheit nicht „aufraffen" kann, in Haushalt, Familie und Beruf wieder das Notwendige zu tun;
- diese Kraftblüte nach besonders schweren Lebensab- schnitten benötigt [5];
- enorme Kräfte benötigt, um seinen Alltag meistern zu können;
- nach einer Anstrengung neue Kraft benötigt.

Die Bedeutung von Sweet Chestnut darf nicht un- terschätzt werden, da der heutige Mensch mehr als früher mit breitgefächerten Anforderungen kon- frontiert wird und eine zusätzliche Belastung durch die Umwelt sowie gesellschaftliche Kon- ventionen erfolgt.

Vervain
(Verbena officinalis, Eisenkraut)

Vervain wirkt lindernd, wenn ein Mensch seinen Willen ständig auf Kosten anderer durchsetzen muß. Diese Verhaltensweise ist auch für die Persönlichkeit des Betroffenen äußerst schädigend, was sich organsprachlich in der Neigung zu Verhärtungen der Blut- und Lymphbahnen äußert, was wiederum zu Blutdruckstörungen sowie Verdickung der Lymphknoten führen kann.

Vervain hilft, wenn der Mensch
- nicht in der Lage ist, die Eigenart und die Persönlichkeit seiner Mitmenschen zu akzeptieren, sondern ihnen mit aller Kraft seinen Willen aufzwingen möchte und dabei nicht bedenkt, daß er unrecht haben könnte;
- als Chef seine Mitarbeiter wie „unmündige Kinder" behandelt;
- selbst sehr gute und konstruktive Vorschläge ablehnt;
- in einem Gespräch andere und ihre Meinung nicht gelten läßt;
- sich nicht in die Gemeinschaft einzufügen vermag;
- dem Partner durch Haß und Mißgunst das Leben zur Hölle macht [5];
- sich nur in der Rolle der Führungsperson wohl fühlt [7].

Die Menschen, die diese Bach-Blüte benötigen, sind innerhalb eines Therapeutengespräches sehr einfach zu eruieren, denn sie stellen sich selbst sehr gerne als die „vollkommensten Menschen", die alles richtig machen, und ihre Mitmenschen als „Idioten" dar.

Vine
(Vitis vinifera, Weinrebe)

Vine ist wirksam, wenn ein Mensch innerlich verhärtet ist, so daß die eigene Persönlichkeit nur mehr durch Druck und Tyrannei auf die Mitmenschen ausgelebt wird. Dadurch begeben sich diese Menschen selbst in Isolation und fügen sich seelisch/psychisch sowie organisch/körperlich schwersten Schaden zu. Organsprachlich hat dieses hochgradige Fehlverhalten Auswirkungen auf den Gesamtzustand des Menschen, wodurch zunächst indifferente Krankheitsbilder entstehen, die sich jedoch sehr schnell zu diagnostizierbaren Krankheiten entwickeln können. Insbesondere der Kopf und die gesamte Muskulatur sind betroffen, wobei intensive Schmerzattacken und eine sehr große Schwäche auftreten, da die gesamte Energie zur Durchsetzung des Willens „verschleudert" wird.

Vine hilft, wenn der Mensch
- seine Macht mißbraucht;
- nicht in der Lage ist, sich anderen Menschen gegenüber auch nur im geringsten großzügig, tolerant und menschlich zu verhalten;
- als Chef der totale Tyrann ist und Druck auf seine Mitarbeiter ausübt, sie z.B. detektivisch überwachen läßt, zu Hause aber ein „Pantoffelheld" ist;
- z.B. als Kind mit Raufereien die Oberhand über seine, auch weitaus älteren, Mitschüler gewinnen möchte;
- sich nicht scheut, auch mit „Waffengewalt" seinen Willen zu erzwingen;
- den Partner mit Drohungen und Erpressungen zum Sexualverkehr animiert (weil er keine andere Möglichkeit zur Machtausübung hat) [5];
- generell die „Führungsrolle" beansprucht;
- andere ständig belehrt und antreibt [7].

Der Bedarf an dieser Blüte ist heute weiter verbreitet als vermutet, denn durch die bestehende Gesellschaftsform werden bereits die Kinder zu „gnadenlosen" Egoisten erzogen, was auch durch die Eltern nicht reguliert werden kann, da sie meist mit ihrem eigenen Leben so beschäftigt sind, daß sie dieses negative Verhaltensmuster nicht bzw. zu spät bemerken und es sich somit wie ein roter Faden durch das ganze Leben ziehen kann.

Walnut
(Juglans regia, Walnuß)

Walnut ist ein „Begleiter" für das gesamte Leben,
denn diese Blüte ist eine äußerst hilfreiche Unterstützung in allen Phasen der Entwicklung und Lebens-
veränderung, seien sie seelisch/psychischer und/oder
organisch/körperlicher Genese, was niemals getrennt betrachtet werden kann.

So hilft Walnut, wenn der
Mensch sich in Entwicklungs-
phasen befindet und/oder Ver-
änderungen im Leben anstehen,
durchlaufen werden bzw. gerade
überstanden wurden [7], wie
– erste Zahnung,
– Pubertät,
– Menopause,
– Midlife-crises,
– Schwangerschaft,
– Todesfall,
– Trennung,
– Wechsel des Arbeitsplatzes,
– Umzug,
– Arbeitslosigkeit,
– Neubeginn [5].

Auch die Wichtigkeit dieser Blüte darf in der heutigen Zeit nicht mißachtet werden, denn die
Menschen sind durch die Komplexität der Geschehnisse innerhalb des Gesellschaftssystems
sowie durch die Medien derart überlastet, daß häufig ganz „normale" Lebenssituationen als
Katastrophe angesehen und durchlebt werden.

Water Violet
(Hottonia palustris, Sumpfwasserfeder)

Die Bach-Blüte Water Violet ist empfehlenswert, wenn ein
Mensch meint, der „Mittelpunkt der Welt" zu sein, sich für etwas ganz Besonderes hält und von seinen Mitmenschen entsprechend behandelt werden will. Eine solche Haltung kann
auch entstehen, wenn ein Mensch extreme Enttäuschungen erlebt und sich eine Art „Schutzschild" umgehängt
hat, was seine große Hilflosigkeit zum Ausdruck bringt.
Durch diese Verhaltensmuster können bestimmte see-
lisch/psychische Störungen auftreten, die vergleichbar
sind mit der schulmedizinischen Diagnose des Verfol-
gungswahnes sowie der Schizophrenie, da sich die
Betroffenen in eine selbst geschaffene künstliche Welt
begeben, in der jeder und alles als Feind angesehen wird.

Water Violet hilft, wenn der Mensch
- der Meinung ist, er müsse gewisse Situationen alleine durchleben;
- nicht in der Lage ist, Hilfe anzunehmen, auch wenn
  sie ehrlich gemeint ist;
- keine Arbeit delegieren kann;
- z.B. das Kind die Pausen nicht zum Entspannen, sondern
  zum Weiterlernen nutzt;
- trotz Berufstätigkeit den Haushalt überperfekt
  in Ordnung bringt – wenn nötig nachts –, statt sich
  Entspannung mit dem (Ehe-)Partner und der Familie zu „gönnen" [5];
- sich anderen gegenüber intolerant verhält, jedoch nicht, weil er herrschsüchtig, sondern
  weil er arrogant ist [7];
- sich für etwas Besonderes hält.

Die Notwendigkeit, auf diese Blüte zurückzugreifen,
ist im Therapeutengespräch nicht einfach herauszufinden, insbesondere dann nicht, wenn dieses Verhal-
tensmuster nicht Selbstschutzfunktion hat, sondern eine Entwicklungsphase innerhalb der
Kindheit und Jugend darstellt.

White Chestnut
(Aesculus hippocastanum, Roßkastanie oder Weiße Kastanie)

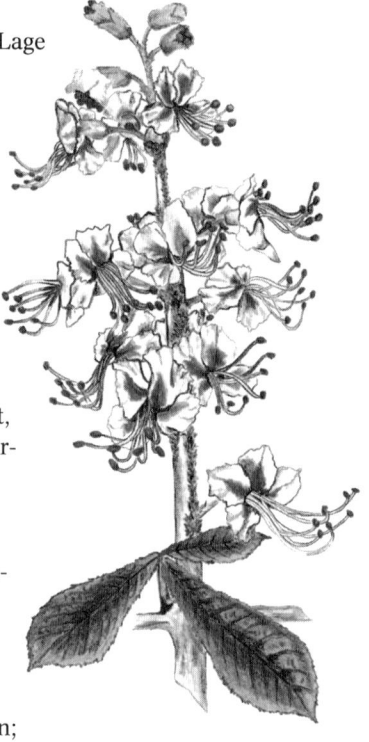

White Chestnut hilft vor allem Menschen, die nicht in der Lage sind, ein Gleichgewicht zwischen Anspannung und Entspannung, zwischen Kopf- und Gefühlswelt zu erlangen. Diese Angespanntheit sowie eine extreme „Kopflastigkeit" sind der Hintergrund für viele Verkrampfungen und Krampfschmerzen, die besonders den Kopf- und Schulterbereich betreffen und der Hauptindikator für die berüchtigte und sehr stark zugenommene Migräne sind.

White Chestnut hilft, wenn der Mensch
– nicht in der Lage ist, sich zu entspannen, wie z.B. ein Workaholic;
– nicht abschalten kann, z.B. keine Gartenarbeit macht, sondern statt dessen aus dem Büro mitgenommene Arbeit erledigt;
– z.B. das Kind keine Pause macht, sondern sich noch zusätzliche Arbeit vornimmt;
– statt nach dem beruflichen Feierabend und/oder getaner Hausarbeit, z.B. für das Abendabitur lernt, sich dabei jedoch „total kaputt" fühlt [5];
– nicht zu einer tiefen Entspannung gelangt, sich z.B. nur kurz hinlegt, um sofort wieder aufzuspringen;
– nicht einmal im Urlaub ohne Arbeit auskommen kann;
– sich selbst derartig in Streß versetzt, daß er ohne diesen „Negativstreß" nicht mehr leben kann [7].

Weitaus mehr Menschen als bisher angenommen, benötigen diese Blüte, da der heutige Mensch bereits im Kindesalter dazu erzogen wird, zuallererst den Kopf einzuschalten und erst sehr viel später die Gefühlswelt „zu Worte kommen" läßt.

Wild Oat
(Bromus ramosus, Waldtrespe)

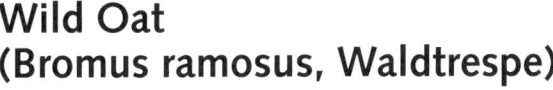

Wild Oat ist besonders dann wirksam, wenn – und dies ist ein sehr weit verbreitetes menschliches Problem geworden, das auf die Konsumgesellschaft
zurückzuführen ist – der Mensch mit nichts zufrieden ist. Durch diese negative Grundhaltung des Erkrankten können seine Selbstheilungsmechanismen bereits
vorangeschrittene Heilungsprozesse nicht
weiter fortführen, so daß es entweder zu
einem Heilungsstillstand und/oder aber
zu gravierenden Rückfällen kommen kann.
Der Erkrankte macht sich selbst krank,
wobei der gesamte Organismus betroffen
sein kann bzw. eine extreme Neigung zur Verunfallung
besteht.

Wild Oat hilft, wenn der Mensch
- mit überhaupt nichts zufrieden ist, auch
  wenn er materiell alles hat;
- durch seine innere Unzufriedenheit
  Frust und Traurigkeit entwickelt hat;
- z.B. als „Chef" auch die beste Leistung nicht anzuerkennen weiß;
- meint, daß ihm als „Chef" nichts
  recht gemacht werden kann, er zu Hause jedoch
  nichts „zu melden" hat;
- sich nicht in die Gemeinschaft integrieren kann;
- permanent am Partner, an den Kindern, den Verwandten,
  Bekannten, Nachbarn herumnörgeln muß und so seine „innere Leere" abreagiert [5];
- nicht in der Lage ist, etwas Angefangenes zu beenden;
- stockend spricht und handelt und so unnötige Zeit verschwendet [7].

Die Notwendigkeit, diese Blüte zu verabreichen, ist innerhalb eines Therapiegespräches nicht
immer sehr leicht, sondern nur durch vorsichtige Fragestellung herauszufinden, da sich die Betroffenen nicht sofort zu erkennen geben, mit einer Ausnahme, wenn es sich um Menschen
handelt, die in ihrer Anamnese bei Erkrankungen ständig Rückfälle sowie häufige Unfälle aufweisen.

Wild Rose
(Rosa canina, Heckenrose)

Wild Rose ist insbesondere dann wirksam, wenn ein Mensch die Realität nicht mehr als solche erkennen will bzw. durch Krankheit dazu nicht in der Lage ist, was jedoch in beiden Fällen von größter Wichtigkeit ist, damit Erkrankungen verhindert werden bzw. sich Heilungschancen entwickeln können.

Organsprachlich gesehen haben die Betroffenen eine extreme Neigung zu Entzündungen und Erkrankungen der Nieren, der Blase sowie der Geschlechtsorgane.

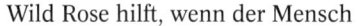

Wild Rose hilft, wenn der Mensch
- nicht mit sich, seinem Umfeld
  und seinem Beruf zufrieden ist, jedoch aus
  „Bequemlichkeit" nichts daran ändert;
- derart „gefrustet" ist, daß er sich zu nichts mehr aufraffen kann;
- an nichts, sei es auch noch so schön, Freude empfindet;
- das Leben nach eigener Aussage „zum Kotzen" findet;
- z.B. das Kind einen Selbstmordversuch ankündigt bzw. bereits unternommen hat;
- nichts schafft, obwohl er z.B. den ganzen Tag zu Hause verbringt und sich seine Zeit
  einteilen kann [5];
- nicht in der Lage ist, „Katastrophen" richtig zu verarbeiten;
- Anstrengungen nicht verkraftet;
- nicht in der Verfassung ist, sich auf „Ausnahmesituationen" innerlich einzustellen [7].

Innerhalb eines Therapiegespräches ist relativ leicht herauszufinden, wann diese Blüte eingesetzt werden muß, da diese Menschen ihre Resignation und ihre „Weltentfremdung" meistens sehr deutlich zum Ausdruck bringen.

Willow
(Salix vitellina, Gelbe Weide)

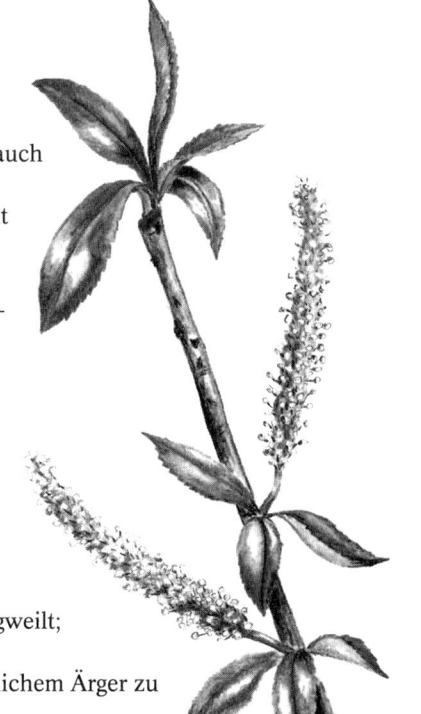

Die Bach-Blüte Willow wirkt besonders bei Menschen, die in ein „sehr tiefes, dunkles Loch" gefallen sind und sich daraus eine so negative Gefühlswelt entwickelt hat, daß die Gefahr nicht nur seelisch/psychischer, sondern auch organisch/körperlicher Störungen besteht; denn dieser äußerst negative Gemütszustand hat Auswirkungen nicht nur auf die seelisch/psychische Lebensqualität, sondern auch auf alle organisch/körperlichen Funktionen, die in eine solche Unordnung geraten können, daß sich organische Krankheiten entwickeln.

Willow hilft, wenn der Mensch
– zu übler Laune neigt, da er unzufrieden ist, jedoch nicht, weil er „etwas entbehren" muß, sondern – im Gegenteil – obwohl er alles zum Leben Angenehme hat, er jedoch für eine Änderung zu bequem ist;
– seine schlechte Laune auch an anderen ausläßt;
– z.B. das Kind sich trotz der vielen Spielsachen langweilt;
– „Frustkäufe" tätigt [5];
– nicht in der Lage ist, zwischen privatem und beruflichem Ärger zu unterscheiden [7].

Es ist sehr genau zu differenzieren, wann Willow gegeben werden sollte, da die Unzufriedenheit der Betroffenen derart umfassend ist – letztendlich ist sie aber vollkommen irrelevant –, daß dieser Zustand als krankhaft bezeichnet werden kann.

THERAPIE

Die Bedeutung der Organsprache

Die sogenannte „Organsprache" hat in den naturheilkundlichen Therapien einen äußerst bedeutenden Stellenwert, dem jedoch weder in Theorie noch in der Praxis Rechnung getragen wird, der bei einer erfolgreichen Bach-Blütentherapie jedoch unbedingt berücksichtigt werden muß!

> „Organsprache" bedeutet, daß der Organismus bzw. die Körperteile auf innere Regungen jedes Menschen (sowie auch jedes Tieres) reagieren, was als „Seele" bezeichnet wird.

Hierauf hat Dr. Edward Bach sehr deutlich aufmerksam gemacht, so daß die Bach-Blütentherapie innerhalb der naturheilkundlichen Therapien auch „Seelen-Therapie" (s. S. 3) genannt wird. Da zu diesem Thema weiterführende Literatur vorliegt [3, 4, 5, 6, 7, 8], wird hier nur kurz auf die Organsprache eingegangen.

Nach Bach liegt, wie bereits erwähnt (s. S. 3) der wahre Hintergrund jeder Krankheit und jedes Schmerzes darin, den Menschen aufmerksam zu machen, daß in seinem Leben „etwas" nicht so verläuft, wie es für diesen Menschen bei seiner Geburt in seiner Seele festgelegt worden ist. Die Seele will jedoch ihren „Auftrag" erfüllen und meldet sich immer wieder, damit der Mensch eine Regulation vornehmen kann. Deshalb habe ich ganz bewußt die Bach-Blütentherapie als „Regulationstherapie" bezeichnet, da durch diese Blüten eine Regulierung aller Mißstände innerhalb des menschlichen Lebens erfolgen kann.

Nach Bach wird jeder Mensch mit positiven „Seelenpotentialen" geboren, die jedoch durch Erziehung sowie der Persönlichkeitsentwicklung des einzelnen zu negativen „Seelenpotentialen" werden können. Der Erwachsene ist in der Lage, diese negativen „Seelenpotentiale", wie u. a. Neid, Haß, Unterdrückung anderer, durch entsprechende geistige Arbeit zu revidieren und wieder in positive „Seelenpotentiale" umzuwandeln, was durch die Bach-Blütentherapie erleichtert wird.

Somit ist es also von grundlegender Wichtigkeit, daß jeder Therapierende, der die Bach-Blüten anwendet, sich über die Bedeutung der Organsprache im klaren ist und darüber, daß ohne die Eigenarbeit des Hilfesuchenden (s. S. 4) die umfangreichen Möglichkeiten der Bach-Blüten extrem beschränkt sind. Deshalb wird bei der Beschreibung der einzelnen Bach-Blüten auch mit einigen Beispielen auf das Gesamtbild der Verhaltensweisen des Betroffenen eingegangen. Die genaue Beschreibung der Symptome ist niemals möglich, denn – wie Bach zum Ausdruck brachte – nicht die Krankheit, sondern die Person des Menschen wird „behandelt", was sich nicht nur auf die seelisch/psychische, sondern auch auf die organisch/körperliche Disposition bezieht, die dem Therapierenden zu Behandlungsbeginn „präsentiert" wird.

Einstiegstherapie

Beispiele aus der Praxis

Nachfolgend einige Beispiele aus der Praxis, wobei jedoch nur die „Einstiegstherapie" relevant ist, da diese Fälle für den Therapierenden nur einen Leitfaden darstellen können. Der weitere Verlauf der Therapie ist voll und ganz von der aktiven Mitarbeit des Patienten abhängig und davon, wie die eingesetzten Bach-Blüten die Heilungsverläufe (z.B. die Vergangenheitsbewältigung) beeinflussen.

Somit ist eine Standardisierung bei der Bach-Blütentherapie niemals möglich, wie dies von verschiedenen Autoren immer wieder behauptet und dementsprechend gehandhabt wird: Haben wir 100 Patienten, z.B. mit Magensymptomen vor uns, so ist der Weg hin bis zu dieser Symptomatik bei jedem einzelnen vollkommen anders und muß vom Therapierenden durch verantwortungsvolle Befragung herausgefunden werden!

Es ist deshalb auch unsinnig, bestimmte Fragebogen zu erstellen, wie dies ebenfalls von diversen Autoren getan wird. Durch diese Vereinheitlichung wird die menschliche Beziehung zwischen Patient und Therapierenden derartig eingeengt, daß der von Bach immer wieder genannte „Grundpfeiler" für eine erfolgreiche Bach-Blütentherapie vollkommen aus den Augen verloren wird, nämlich, daß keinerlei Kenntnisse komplizierter Fachausdrücke und der üblichen Symptomatik wichtig seien, sondern ausschließlich die Liebe und die Zuwendung zu demjenigen, der Hilfe sucht, also Menschlichkeit.

Beispiel 1

Mann, 29 Jahre, verheiratet, 1 Kind

Er ist dabei, die „Karriereleiter" des höheren Managements zu „erklimmen", steht jedoch noch am Anfang. Eine Schulung jagt die andere. In ihnen werden die Kandidaten nach den Firmenvorstellungen „zurechtgeschliffen", was häufig verbunden ist mit Abstrichen (wenn nicht gar Verlust) der eigenen Persönlichkeit, so auch in diesem Fall.

Der frühere „Sonnyboy", der das Leben genoß, fröhlich und glücklich über seine Frau und sein Kind war, verhält sich mit jeder neuen Schulung mehr wie ein „alter Mann". Dies ist auch seinem Gesicht anzusehen. Er verliert den Spaß am Leben, ist allgemein lustlos, träge, zu keinem „Spaß mehr aufgelegt". Am liebsten liegt er auf der „faulen Haut", statt mit seinem kleinen Sohn zu spielen und zu toben, was auch für diesen sehr gut wäre, zumal die nächste Stufe der „Karriereleiter" eine „Wochenendehe" erfordert.

Die Seele des Mannes „schreit" so heftig, daß er neben häufig auftretenden „nervösen Herzbeschwerden" (EKG ohne Befund), „nervösen Verdauungsbeschwerden" (nachweisbar kein medizinischer Befund per Blutuntersuchung) jetzt erneut eine Pollen- und

Sonnenallergie (Ausbruch im Urlaub, Monat Mai) durchlebt [5].

In diesem speziellen „Fall", welcher in der heutigen Zeit keineswegs selten ist, wurde der Mann durch die Einstiegstherapie mit den Bach-Blüten in die Lage versetzt, sich mit der für sein persönliches berufliches Weiterkommen wichtigen – und von ihm selbst gewählten – Ausbildungszeit „auszusöhnen" und so stabil zu werden, daß die im modernen Management üblichen Methoden sein Inneres nicht mehr angreifen und verletzen können.

Folgende Bach-Blüten wurden angewendet:

- Hornbeam: Da der Mann energetisch sowie körperlich sehr kraftlos ist, hilft nur diese energetische und organisch/körperliche „Kraftdusche".
- Holly: Da eine liebevolle und menschliche innere Grundhaltung erforderlich ist, um alle von außen kommenden „unmenschlichen" Lebenssituationen „aufzufangen", ist diese Blüte der beste „Schutzschild". Gleichzeitig entwickelt der Betroffene sich selbst gegenüber eine liebevolle Toleranz, wodurch er das Leben allgemein und spezielle Situationen besser meistern kann.
- Gorse: Jede Verzögerung am Anfang einer menschlichen Entwicklungsphase, die sich wie ein roter Faden durch das Leben des Menschen zieht, erfordert ein Mittel, das schnell eine positive Entscheidung herbeiführt. Da es sich im geschilderten „Fall" um eine ziemlich dramatische Situation handelt, ist eine schnelle und nachhaltige „Entscheidungshilfe" nötig, die nur durch diese Blüte möglich ist.
- Centaury: Da die berufliche Entwicklung dieses Mannes seinem Herzenswunsch und auch seinen Fähigkeiten entspricht, ist es von großem Nutzen, daß die Hilfe aus dem Inneren kommt, also die Seele aktiviert wird, was ausschließlich mit dieser Blüte möglich ist.
- Oak: Da der Mann innerhalb seines beruflichen Werdeganges sehr viel Mut, Energie und Durchsetzungskraft benötigt, dient

diese Blüte in Verbindung mit der „Kraftdusche" Hornbeam als besonders intensiver Schutz- und Kraftfaktor.

Beispiel 2

Frau, 27 Jahre, verheiratet, 1 Kind
Die Frau war vor der Geburt des Kindes berufstätig und leidet jetzt unter dem Druck, den Haushalt besonders perfekt machen zu müssen. Sie ist in so großen seelischen Nöten, daß sie unter der „typischen" Antriebsschwäche derjenigen leidet, die ganz besonders viel und vor allem Hundertprozentiges leisten möchten.

Als „Resultat" dieses selbst erzeugten „Dauerstresses" hat sich eine akute Schilddrüsenentzündung entwickelt, die sich auch – durch die ausstrahlenden Schmerzen – in Herzrasen und Herzstechen äußert. Daß das Herz in Ordnung ist, bewies das EKG, die BKS deutete jedoch eindeutig auf eine im Körper ablaufende Entzündung hin [5].

Es war in diesem Falle wichtig, daß die Frau mit ihrer neuen Lebenssituation fertig werden konnte, was für viele Frauen in der heutigen Zeit nicht einfach ist, da die Aufgaben in bezug auf die Familie und den Haushalt häufig als minderwertig angesehen werden, und eine „Nurhausfrau" sehr leicht Minderwertigkeitskomplexe aufbaut, was sich bei dieser Frau in dem geschilderten Krankheitsbild zeigt.

Zur Einstiegstherapie waren nun die Bach-Blüten notwendig, die einerseits die innere Notsituation und andererseits das Krankheitsbild regulieren konnten, wobei die Bach-Blütentherapie von sehr feinfühligen und aufbauenden Gesprächen begleitet wurde. Ich gab in diesem Falle folgende Bach-Blüten:

- Mimulus: Diese Blüte wird in den Fällen angewendet, in denen Frauen aus ihren beruflichen Lebensbahnen geholt und in für sie vollkommen ungewohnte Lebensformen „hineingeworfen" werden. Es ist nicht immer einfach, sich damit abzufinden, und es bauen sich Ängste auf, da die Frauen gewöhnt sind, selbst Geld zu verdienen und sich jetzt vom Mann abhängig fühlen.

- Hornbeam: Auch in diesem Falle hilft nur die energetische und organisch/körperliche „Kraftdusche" durch diese Blüte.
- Gorse: Diese wirkt als äußerst schnelle Entscheidungshilfe, die auch auf den Heilungsprozeß einwirkt, da durch sie die Selbstheilungskräfte aktiviert werden.
- Cherry Plum: Es ist durch diese Blüte möglich, daß eine „überschießende" Reaktion, wie in diesem Falle die Entzündung der Schilddrüse, so weit reguliert wird, daß ein Heilungsprozeß möglich ist.
- Olive: Sie kräftigt das Organ selbst und dient als besondere Energiespenderin, so daß sich das krankhafte Geschehen schnell normalisieren kann.

In diesem speziellen „Fall" war eine fortführende Bach-Blüten-Behandlung notwendig, durch die der Gemütszustand der Frau stabilisiert wurde, so daß Unzufriedenheit, die in solchen Lebenssituationen sehr schnell eintreten kann, vermieden wurde, wobei ganz gezielt auf die Persönlichkeitsstruktur des einzelnen eingegangen werden muß. Deshalb wird an dieser Stelle nicht weiter auf die fortführende Bach-Blütentherapie eingegangen.

Beispiel 3

Frau, in Scheidung lebend, 1 Kind
Die Frau erlebt nach einer nicht sehr glücklichen Ehe ein „Scheidungsdrama", in dem einerseits um das Geld, andererseits um das Kind gestritten wird. Daraus und aus den gesellschaftlichen Problemen einer „Alleinerziehenden" entwickelt sich eine nervöse Hautallergie an den Händen und am Hals. Die Hautzonen an den Händen bedeuten organsprachlich: „Du mußt in das Leben hineingreifen, dich nicht in dich selbst zurückziehen", die am Hals: „Hilfe, ich ersticke, ich werde von den Menschen gewürgt" [5].

In diesem Falle ist die Notsituation dramatisch, da nicht allein die Frau betroffen ist, sondern auch das siebenjährige Kind, das sehr unter den Scheidungsquerelen der Eltern leidet. Dies wiederum wirkt sich auf die Mutter aus, die sich Vorwürfe macht und für die Situation die Verantwortung zu tragen glaubt, was häufig bei den Frauen der Fall ist, die sich sehr schnell Schuldgefühle aufladen lassen, obwohl dies nicht den Tatsachen entspricht.

In dieser absoluten Notsituation ist es zuallererst notwendig, im Gespräch auf die Schuldgefühle einzugehen und durch die entsprechenden Bach-Blüten das Selbstvertrauen der Frau wieder aufzubauen, so daß die schwere Aufgabe einer alleinerziehenden Mutter bewältigt werden kann.

Es wurden bei dieser Frau folgende Bach-Blüten zur „Einstiegsphase" gegeben:

- Hornbeam: Es ist äußerst wichtig, daß die Frau erneut zu Kräften kommt, damit der Aufbau des Selbstbewußtseins und eine Stabilisierung des Gesamtzustandes möglich werden, der zur allgemeinen Gesundung und zur Bewältigung des Lebens notwendig ist.
- Honeysuckle: Grundsätzlich besteht bei allen Menschen, die schlimme Erlebnisse durchgemacht haben und in den geschilderten Zustand geraten sind, die Notwendigkeit, daß diese Ereignisse so schnell wie möglich der „Vergangenheit angehören" und keinerlei unnötige Belastung mehr darstellen, wozu diese Blüte beiträgt.
- Gorse: Diese Blüte wird angewendet, da die Vergangenheitsbewältigung und der Aufbau des Selbstvertrauens ohne jegliche Verzögerung zu erfolgen haben.
- Aspen: Durch diese Blüte können vollkommen „normale" Verunsicherungen und Ängste abgebaut werden.
- Wild Rose: Sie hilft der Frau zu erkennen, was für sie der wahre Lebensweg ist.

Es war notwendig, die Einstiegsphase mit diesen Bach-Blüten zu verlängern, da die Frau innerlich derart zerstört war, daß diese Bach-Blüten-Mischung über einen Zeitraum von 3 Monaten gegeben werden mußte, bevor sich eine weitere, individuelle Aufbaumöglichkeit ergab.

Beispiel 4

Mann, 50 Jahre, geschieden und alleinstehend

Dieser Mann hat ein besonders in der heutigen Zeit weit verbreitetes Problem: Er ist sehr allein und versucht, dies hinter dem Deckmantel von viel Betriebsamkeit in einer Clique zu „vertuschen". Doch ist er innerlich so vereinsamt, daß er mit sich selbst „nichts mehr anzufangen" weiß. Daraus entwickelt sich eine Art von Psychose, die von den Schulmedizinern als das „psychisch gesteuerte Syndrom" oder „vegetative Dystonie" bezeichnet wird, d.h., der Betroffene hat Krankheitssymptome, ohne tatsächlich krank zu sein, was medizinisch abgeklärt ist [5].

Mit Hilfe der nachfolgend aufgeführten Bach-Blüten ist er in der Lage, aus dem „Teufelskreis" herauszufinden:

- Impatiens: Es ist dringend notwendig, die für diesen Mann vollkommen atypische Betriebsamkeit, die er entwickelt hat und die für ihn in keinster Weise förderlich ist, zu normalisieren, was ausschließlich mit dieser Blüte möglich ist.
- Hornbeam: Die Gesamtsituation hat diesem Mann große energetische Kräfte entzogen, was sich organisch/körperlich auswirkt, indem die nervliche Anspannung wechselnde Krankheitssymptome aufflackern läßt, diese sich jedoch nicht manifestieren können, da keinerlei organische Schädigung vorliegt.
- Heather: Da sich der Mensch in einem solchen Fall wahrscheinlich mehr zurückzieht, damit er seine wahren Bedürfnisse erkennen kann, sollte diese Blüte als Unterstützung gegeben werden.
- Centaury: Diese Blüte unterstützt Heather in der Förderung der wahren Persönlichkeit.
- Oak: Diese „Kraftblüte" hilft, da solche Entwicklungsprozesse nicht nur sehr viel Kraft brauchen, sondern auch Durchhaltevermögen, da der Mensch ein „Gewohnheitstier" ist, das sehr schnell in das alte Verhaltensmuster zurückfällt, insbe-

sondere dann, wenn die Entwicklung einen Rückzug in sich selbst erforderlich macht.

Diese „Unterbrechungstherapie", die es dem Menschen ermöglicht innezuhalten, wird in der Einstiegsphase häufig benötigt, da heutzutage sehr viele Menschen entgegen ihrer tatsächlichen Persönlichkeit leben.

Beispiel 5

Mann, 43 Jahre, verheiratet, 3 Kinder

Dieser Mann verliert unfreiwillig seine Arbeit, weil seine Firma Konkurs macht. Dies trifft ihn innerlich so hart, daß er anfangs einen totalen Zusammenbruch erleidet und in eine Nervenklinik eingewiesen wird. Nach der Entlassung vergräbt er sich wie eine Schnecke in ihr Schneckenhaus. Das Familienleben leidet sehr darunter, auch seine Frau wird nervlich krank, die Kinder lassen in ihren schulischen Leistungen nach, geraten häufig mit anderen Kindern in Streit und Raufereien [5].

In diesem Falle ist es unbedingt notwendig, daß nicht nur der erkrankte Mann die Bach-Blütentherapie erhält, sondern auch die Ehefrau und die Kinder, da die gesamte Familie von der beruflichen Notsituation des Mannes betroffen ist. Es wurden als Einstiegstherapie folgende Bach-Blüten verabreicht:

- Larch: Es ist in diesem Fall besonders wichtig, daß die Lebenssituation dahingehend angenommen wird, daß sie zwar Realität ist, jedoch verändert werden kann, wozu diese Blüte beiträgt.
- Hornbeam: Diese Blüte wird gegeben, da innerhalb der bereits vergangenen Phase vom Zeitpunkt der Arbeitslosigkeit über die nervlichen Notsituationen bis zum Behandlungsbeginn sehr viel Energie verschleudert worden ist und eine schnelle „Kraftdusche" notwendig ist.
- Gorse: Diese Blüte sorgt dafür, daß alle notwendigen Entwicklungsprozesse entsprechend ihrer Dringlichkeit verlaufen können.
- Agrimony: Es ist insbesondere in solchen Notsituationen wichtig, daß der Betroffene sich dazu offen und ehrlich bekennt und sich nicht nach außen hin als „Strahlemann" zeigt, so daß ein innerer Zusammenbruch sehr schnell provoziert werden kann, da für die Meisterung dieser gravierenden Lebensphase keinerlei Kraft mehr vorhanden ist.
- Oak: Diese Blüte vermittelt in der beschriebenen „Extremsituation" Kraft und Durchhaltevermögen.

Diese „Familientherapie" zog sich über einen Zeitraum von 4 Wochen hin. Danach konnte individuell auf jedes Familienmitglied eingegangen werden.

Das Auffinden der richtigen Bach-Blüten

Anhand der aufgeführten Fallbeispiele wurde verdeutlicht, daß die gegenwärtige, organisch/körperliche und seelisch/psychische Notlage des Menschen, die untrennbar miteinander verbunden sind, herausgefunden und mit den entsprechenden Bach-Blüten ausgeglichen werden muß.

Dabei darf der Therapierende auf keinen Fall versuchen, den Hilfesuchenden in ein Schema zu pressen, wie bereits erwähnt, oder das Gespräch so zu steuern, daß der Befragte nicht seine persönliche Wortwahl treffen darf, was wiederum einer Schematisierung gleichkommt. Es ist äußerst wichtig, daß der Therapierende durch sein persönliches Verhalten den Patienten dazu animiert, vollkommen aus sich herauszugehen und so seine wahre Persönlichkeit und seine tatsächlichen inneren Nöte darzulegen. Somit ist eine vollkommen individuelle Gesprächsführung angebracht, da sich die gesamtheitliche Problematik bei jedem Menschen anders entwickelt hat und zwar das „Endergebnis", sei es nun organisch/körperlicher und/oder seelisch/psychischer Genese, identisch aussehen kann, jedoch bei jedem Menschen völlig anders entstanden ist.

Es ist auch von enormer Wichtigkeit, daß nicht nur der momentane, sichtbare Notzustand des Hilfesuchenden berücksichtigt wird, sondern das gesamtheitliche Umfeld, das Privat- wie das Berufsleben, was innerhalb der Gesprächstherapie mit einigen gezielten Fragen sehr leicht herauszufinden ist.

Es ist also bei Beginn der Bach-Blütentherapie ausschlaggebend, daß nur der Ist-Zustand eruiert werden muß, bevor die entsprechende weitere „Revidierungstherapie" erfolgen kann. Dabei kann es jedoch von absoluter Notwendigkeit sein, sofort die Vergangenheit zu bewältigen, was insbesondere bei einschneidenden Scheidungs- und Trennungssituationen, aber auch bei traumatischen Kindheitserlebnissen, wie z.B. bei „Scheidungswaisen", Vergewaltigungsakten, Verlust eines Elternteiles, der Fall ist, da diese Erlebnisse der Grundstein für die sich zeigende Notsituation sind. Dies geschieht innerhalb des Therapiegespräches, indem über die Stimmung gesprochen wird, wenn die Erinnerung an solche Lebensereignisse aufgewühlt worden ist oder der Hilfesuchende von sich aus darauf zu sprechen kommt, was sehr häufig der Fall ist, vor allem dann, wenn der Therapierende seine Menschlichkeit in das Gespräch einbringt, die insbesondere bei diesen „innerlich geschädigten" Menschen der einzige Schlüssel zu ihrer Seele ist.

Diese Menschlichkeit innerhalb der Heilpraktikerpraxen sowie naturheilkundlich geführter Arztpraxen ist deshalb von besonderer Wichtigkeit, da durch sie eine weitere Unterscheidung zu der momentan herrschenden Praxisführung der modernen Schulmedizin erfolgt und sie der Grundpfeiler der im Sinne Bachs durchgeführten Blüten-Therapie ist.

Fortführende Therapie

An die „Einstiegstherapie", die nicht nur vollkommen individuell innerhalb eines intensiven Gespräches zu erfolgen hat, sondern auch unterschiedlich lang dauert, schließt sich die fortführende Therapie an. Dabei darf mittels der Bach-Blüten niemals eine sog. „Dauertherapie" erfolgen, bei der immer dieselben Bach-Blüten verabreicht werden, sondern die fortführende Bach-Blütentherapie hat sich grundsätzlich nach der organisch/körperlichen und seelisch/psychischen Entwicklung des Menschen zu richten, die niemals getrennt werden dürfen, auch wenn sich keine organisch/körperliche Notsituation zeigt.

Bei jeder Bach-Blütentherapie besteht die Möglichkeit, daß, besonders bei seelisch/psychischen Notlagen, nach Verabreichung der „Einstiegstherapie" organisch/körperliche Symptome auftreten, welche durch diese „provoziert" worden sind. Dies bedeutet, daß sie bereits latent im Inneren vorhanden waren und nun vorzeitig zum Ausbruch gebracht worden sind. Diese „Erstverschlimmerung" (s. S. 4) ist bekannt, muß jedoch unbedingt jedem Hilfesuchenden vorab erklärt werden. Gleichzeitig muß der Patient auf den Hintergrund hingewiesen werden, nämlich daß durch die Bach-Blüten-Impulsgebung der Organismus besonders reagiert und dieser Prozeß einen Heilungsvorgang bedeutet, der nicht aus Sorge, es sei etwas Schlimmes geschehen, unterbrochen werden darf, indem die Bach-Blüten abgesetzt werden.

Zur „Erstverschlimmerung" kann es auch bei der gezielten Anwendung von Bach-Blüten bei organisch/körperlichen Symptomen kommen. Auch hier muß der Therapierende den Patienten aufklären, wobei unbedingt auch die pflegenden Angehörigen informiert werden sollten, welche dann auf den Erkrankten entsprechend einwirken können.

Bei allen sog. „Erstverschlimmerungen" ist zu berücksichtigen, daß durch die richtige Bach-

Blütentherapie „Selbstheilungskräfte" mobilisiert werden, durch die Heilungsvorgänge erfolgen können, die zuerst dramatisch scheinen, sich jedoch innerhalb eines Tages so weit normalisiert haben, daß bereits von einem Heilungserfolg gesprochen werden kann. Dies ist weder durch eine andere naturheilkundliche Medikation und erst recht nicht durch ein chemisches Medikament möglich.

Es kann gesagt werden, daß bei korrekter Anwendung der Bach-Blüten durch die gesamtheitliche Impulsgebung über die Seele auf die Psyche wie auch auf das körperlich/organische Geschehen jeder Heilungsverlaufsvorgang in einer Art „Zeitrafferstil" erfolgt, welcher in vielen Fällen an ein „Wunder" grenzt!

DIE HEILKRAFT DER BACH-BLÜTEN VON A–Z

Abführende (laxierende) Wirkung

Viele Menschen neigen entweder durch Bewegungsmangel oder ballaststoffarmer Ernährung zu leichten Verdauungsstörungen, die sich als unregelmäßiger Stuhlgang äußern, jedoch keineswegs als Verstopfung bezeichnet werden können.

Hier helfen die „Entgiftungs-Blüten" (s.a. Antibiotika-Beseitigung), die grundsätzlich bei abnehmendem Mond angewendet werden sollten, da durch diesen Mondstand jede Ausscheidung besonders unterstützt werden kann.

Abhusten

(s.a. Antibiotika-Beseitigung, Atemwegserkrankungen, Hustenlösende Wirkung)

Bei festsitzendem sowie bereits gelockertem Schleim besteht die Notwendigkeit des Abhustens, damit das Sekret kein Nährboden für weitere Infektionserreger ist, was zu chronischer Atemwegserkrankung führen könnte. Unterstützend hierbei wirken die „Entgiftungs-Blüten".

Abszeß (Abscessus)

(s.a. Abwehrkräfte, Antibiotika-Beseitigung, Eiterbildung, Haut, Immunabwehr, Kraftblüten)

Bei vielen Menschen besteht eine besondere Disposition zur Ansammlung von Eiter, welcher sich als Abszeß konzentriert. Es ist sehr wichtig, diesen „Teufelskreis" zu unterbrechen. Dies kann mit folgenden Bach-Blüten geschehen:

– Crab Apple,
– Clematis,
– Chicory,
– Centaury,
– Wild Rose [6].

Dabei erfolgt nicht nur eine organisch/körperliche Entgiftung, sondern auch eine Umstimmung im Gesamtorganismus, was sich wiederum auf das Immunsystem auswirkt.

Abwehrkräfte

(s.a. Antibiotika-Beseitigung, Fieber, Immunabwehr, Kraftblüten)

Insbesondere in der heutigen Zeit leiden viele Menschen, auch bereits Kinder, unter einer sehr schwachen, wenn nicht gar geschwächten körpereigenen Abwehrkraft, wodurch eine permanente Disposition für verschiedene Erkrankungen, die vor allem durch Viren ausgelöst werden, besteht.

Zur Steigerung der Abwehrkräfte dienen folgende Bach-Blüten:

– Centaury,
– Clematis,
– Crab Apple,
– Hornbeam,
– Larch,
– Olive,
– Wild Rose [6].

Die „Entgiftungs-Blüten" werden gemischt und je nach Disposition die anderen angegebenen Bach-Blüten dazugegeben.

Ärger

(s.a. Angst, Belastung, Einheit von Körper–Geist–Seele, Erwartungshaltung, Gefühle, Kraftblüten, Selbstbewußtsein, Toleranz, Ungeduld)

Vielen Menschen bereitet es enorme Schwierigkeiten, mit Ärger so umzugehen, daß er ihnen keinerlei Schaden zuzufügen vermag. Durch falsches Verhalten leidet nicht nur die „innere Persönlichkeit", sondern häufig genug manifestieren sich organisch/körperliche Schäden, aus denen sich eine Erkrankung oder Krankheit einzelner Organe und/oder Organsysteme entwickeln können.

Zum richtigen Umgang mit Ärger befähigen, neben der Arbeit an der eigenen Persönlichkeit, folgende Bach-Blüten:
– Larch,
– Hornbeam,
– Holly,
– Beech,
– Olive.

Afterjucken bei Hämorrhoiden (Pruritus ani)

s. Hämorrhoiden

Aggressivität

(s.a. Ärger, Angst, Belastung, Einheit von Körper–Geist–Seele, Erwartungshaltung, Gefühle, Kraftblüten, Selbstbewußtsein, Selbstmordversuch, Sexualität, Ungeduld, Verantwortungsbewußtsein)
Es ist heutzutage eine weitverbreitete Erscheinung, daß viele Menschen eine besondere Art von Aggressivität an den Tag legen, die keineswegs ihrem Grundcharakter entspricht, sondern meistens Ausdruck dafür ist, daß diese Menschen mit ihrer privaten und/oder beruflichen Situation nicht fertig werden oder meinen, sich mit ihrem Auftreten einen besonderen Status erwerben zu können. Nach dem jeweiligen Grund für die Aggressivität richtet sich der Einsatz der regulierenden Bach-Blüten:
– Aspen: Ängstlichkeit,
– Cherry Plum: „überschießende" Reaktion,
– Holly: Unkontrolliertheit,
– Impatiens: Ungeduld,
– Mimulus: Angst vor bestimmten Dingen,
– Rock Water: Herrschsucht,
– Scleranthus: fehlende innere Balance,
– Star of Bethlehem: nach schlimmen Erlebnissen,
– Vine: um den eigenen Willen durchzusetzen [6].

Beim Auftreten von Aggressivität sind immer die auslösenden Momente oder die Vorgeschichte dieser Ausdrucksform menschlicher Hilflosigkeit zu berücksichtigen.

Aids

Die Immunschwächekrankheit Aids und ihre Behandlung stellen die Schulmedizin vor ein unlösbares Rätsel. Dieses wird schulmedizinisch wohl auch niemals gelöst werden, da diese Krankheit einen energetischen Hintergrund hat: Aids steht einerseits mit Tierversuchen und ihrer sinnlosen Grausamkeit in engstem Zusammenhang – eine Theorie besagt, daß der „Auslöser" für die Übertragung des HIV-Virus auf den Menschen Versuche an Affen waren! – sowie mit der ursprünglichen Verbreitung dieses Virus ausschließlich über den Geschlechtsverkehr unter Männern.
Durch die Bach-Blütentherapie erhalten die Erkrankten seelisch/psychische Hilfe, was sich auf die organisch/körperlichen Symptome auswirkt, die durch die Bach-Blüten in Grenzen gehalten werden, so daß das Leben des Erkrankten sich nicht allein an den jetzt bestehenden schulmedizinischen Behandlungsmöglichkeiten und der damit verbundenen unmenschlichen seelisch/psychischen Belastung orientieren muß.

Akne

Die als Akne bezeichnete Reaktion der Psyche auf die hormonelle Umstellung des jugendlichen Körpers auf das „Erwachsensein" stellt in der Schulmedizin häufig ein unlösbares Problem dar. Man versucht, es mit Cortisonsalben zu lösen, wodurch ein endloser Kreislauf entsteht, der erst endet, wenn die Psyche den neuen körperlichen „Zustand" akzeptiert hat.
Mit den Bach-Blüten kann einerseits eine Akzeptanz für die Veränderung des Körpers

erreicht werden und andererseits die Hautstruktur gestärkt werden, so daß durch äußere Beeinflussungen kein neuer Anreiz zur „Pickelbildung" gegeben ist. Die erfahrungsgemäß häufigste Bach-Blüten-Kombination bei Akne ist:

- Larch,
- Holly,
- Centaury,
- Walnut,
- Oak.

Alkoholprobleme

s. Suchtprobleme

Allergie

(s.a. Ärger, Angst, Belastung, Einheit von Körper–Geist–Seele, Erwartungshaltung, Gefühle, Haut, Intoleranz, Kraftblüten, Neurodermitis, Selbstbewußtsein, Selbstmordversuch, Sexualität, Ungeduld, Verantwortungsbewußtsein)

Die Allergieneigung der heutigen Menschen ist extrem gestiegen, und die moderne Schulmedizin steht dieser Tatsache relativ hilflos gegenüber. Es werden Desensibilisierungen durchgeführt, die jedoch nicht den erwarteten Erfolg bringen und Nebenwirkungen haben. Dies ist meist die Disposition der Hilfesuchenden, die in eine Naturheilpraxis kommen.

Die Ursache für den Ausbruch einer Allergie – der meistens bereits im Kindesalter liegt – ist eine unsägliche Angst der Betroffenen, die ihnen vollkommen unbewußt ist und die sich derartig steigert, daß sich innere Aggressionen entwickeln, welche ebenfalls unbewußt verlaufen, bis zu dem Zeitpunkt, an dem dieser Mensch seinen eigenen Körper „zum Feinde erklärt" und die Allergie ausbricht. Es ist dabei sehr erstaunlich, daß häufig keinerlei Fremdeinwirkung erfolgen muß, sondern „Lieblingsdinge" Auslöser sind, wie z.B. Tierhaare oder ein bestimmtes Nahrungsmittel. Dies muß bei der Allergiebehandlung mit Bach-Blüten berücksichtigt werden, denn die gezielte Anwendung der Blüten richtet sich grundsätzlich nach den „Allergenen", da diese nicht mehr als „Feind" betrachtet werden dürfen.

Was bei einer „Allergie" geschieht, zeigt die Übersetzung des Wortes aus dem Griechischen: allos = anders, ergon = Tätigkeit. Die Immunabwehr prüft „normalerweise", was schädlich und was unschädlich ist. Bei einem Allergiker sind die Antikörper dazu nicht mehr in der Lage, sie können nicht mehr unterscheiden, was gut ist und was nicht. Die Antikörper, die gebildet werden, dienen nicht zum Schutz, sondern zu einer Erkrankung (= Sensibilisierung), sie „schießen über das Ziel hinaus" [6].

Die Bach-Blütentherapie sieht folgendermaßen aus: Wenn nach einem Gespräch die Anamnese des Allergikers und sein privates und berufliches Umfeld festgestellt worden sind, kann gezielt auf den Ist-Zustand eingegangen werden, indem einen Tag lang eine „Ersttherapie" mit Rescue Remedy und Scleranthus erfolgt.

Durch sie wird sozusagen eine Art von „innerem Waffenstillstand" erreicht. Anschließend werden, je nach der Persönlichkeit des Betroffenen, folgende Blüten verwendet:

- Beech,
- Crab Apple,
- Holly,
- Impatiens,
- Mustard,
- Rock Rose,
- Star of Bethlehem [6].

Dabei muß berücksichtigt werden, daß unbedingt eine entsprechende „Kraftblüte" gegeben werden muß, da die Regulierung eine extreme innere, also seelisch/psychische, wie äußere, also organisch/körperliche, Arbeit darstellt.

Altersbeschwerden (geriatrische Beschwerden)

Durch die Möglichkeiten der modernen Schulmedizin ist die Alterserwartung stark gestiegen und gleichzeitig auch die Altersbeschwerden, die nicht durch die sog. Nebenwirkungen chemischer Medikation entstanden sind, sondern als „normale Verschleißerscheinung" angesehen werden können. Sie können mit den Bach-Blüten gemildert und in Grenzen gehalten werden.

Hier sollte ebenfalls die „Ersttherapie" durch Rescue Remedy und Scleranthus erfolgen. Durch sie ist es möglich, ein akutes Geschehen zu normalisieren oder ein „schlummerndes", chronisches Geschehen so zu aktivieren, daß eine Besserung möglich ist, die ausschließlich durch eine „Aktualisierung" erfolgen kann.

Danach werden dem Persönlichkeitsbild entsprechende Bach-Blüten angewendet. Die häufigsten sind:

- Centaury,
- Heather,
- Hornbeam,
- Oak,
- Rock Water,
- Wild Rose,
- Willow [6].

Alzheimer-Krankheit

Die als Alzheimer-Krankheit bezeichnete Unfähigkeit, die Realität zu erfassen und die eigene Persönlichkeit zu vermitteln, hat ausschließlich seelisch/psychische Hintergründe. Der Betroffene ist in eine für ihn unerträgliche Notsituation geraten, so daß er nicht mehr in der Lage ist, mit „wachen Sinnen" am Leben teilzunehmen, und sich in sein „Schneckenhaus zurückzieht".

Dieser seelisch/psychische Notzustand ist mit der Bach-Blütentherapie zwar nicht zu heilen, jedoch zu lindern, indem die „Ver-

dunkelungsphasen" hinausgezögert werden und das lange Siechtum abgekürzt wird. So verbessert sich die Lebensqualität der Betroffenen und ihrer Angehörigen, wobei insbesondere auf den Auslösefaktor dieses seelisch/psychischen Notzustandes, der ein extremes traumatisches Erlebnis für diesen Menschen bedeutet hat, eingegangen werden muß.

Amputation

Die Amputation einer Extremität ist mit vielen körperlichen Schwierigkeiten, jedoch noch weitaus gravierenderen seelisch/psychischen Problemen verbunden, denn sie bedeutet eine irreparable Veränderung der gesamten Persönlichkeit!

Durch eine gezielte Bach-Blüten-Gabe können die Betroffenen ihren körperlichen Zustand akzeptieren, und der sog. Phantomschmerz kann verhindert werden. Hat der Mensch den Verlust akzeptiert, so ist er in der Lage, das Fehlen des Körperteils anzunehmen. Folgende Bach-Blüten helfen hierbei:

- Larch,
- Hornbeam,
- Honeysuckle,
- Centaury,
- Oak.

Anfälligkeit

s. Abwehrkräfte, Antibiotika-Beseitigung, Immunabwehr, Kraftblüten

Angina (Tonsillitis/ Angina tonsillaris)

(s.a. Abwehrkräfte, Antibiotika-Beseitigung, Atemwegserkrankungen, Entzündung, Fieber, Mandeln)

Eine als Angina bezeichnete Entzündung der Mandeln bedeutet grundsätzlich eine enorme

Abwehrreaktion des Körpers, welcher sich aktiv gegen eingedrungene Erreger zur Wehr setzt, da die betroffenen Mandeln eines der wichtigsten Organe des Immunsystems sind.

Angina pectoris

(s.a. Ärger, Angst, Belastung, Einheit Körper–Geist–Seele, Gefühle, Kraftblüten, Lebensfreude, Selbstbewußtsein, Toleranz, Ungeduld)

Diese Herzerkrankung, bei der sich die Herzkranzgefäße verengen, beruht auf einer tiefsitzenden, unbewußten Angst, daß das Leben und seine gewaltigen Anforderungen nicht den Erwartungen der Mitmenschen entsprechend erfüllt werden können.

Durch die Bach-Blütentherapie kann dieser organisch/körperliche Ausdruck eines seelisch/psychischen Hilfeschreies vollkommen verschwinden, indem den Betroffenen Selbstvertrauen und Lebensfreude vermittelt werden.

Angst

(s.a. Ärger, Angst, Belastung, Einheit Körper–Geist–Seele, Gefühle, Kraftblüten, Lebensfreude, Selbstbewußtsein, Selbstmordversuch, Toleranz, Ungeduld)

Es ist bekannt und durch die Schulmedizin nachgewiesen, daß Angst mittlerweile der „Krankmacher Nummer 1" und Auslöser bzw. Ursache vieler Krankheiten, z.B. für Durchfallerkrankungen und Krebs, ist.

Vielen Menschen sind ihre Ängste keineswegs bewußt. Wenn dies doch der Fall ist, sind sie häufig nicht in der Lage, ihre Ängste zu definieren oder so mit ihnen umzugehen, daß sie keine gesundheitlichen Schädigungen hervorrufen, die sich zunächst nur in einem „gewissen Unbehagen" zeigen, bevor sich ernstere seelisch/psychische und/oder organisch/körperliche Erkrankungen entwickeln.

Auch hier muß die „Ersttherapie" mit Rescue Remedy und Scleranthus angewendet wer-

den, damit alle aufgestauten Ängste und die daraus resultierende innere Verunsicherung, also die fehlende innere Balance, reguliert werden können. Die Dauer der „Ersttherapie" richtet sich grundsätzlich nach dem Ist-Zustand des Hilfesuchenden und wird fortgeführt mit den Bach-Blüten, die seiner Persönlichkeit entsprechen:

– Agrimony,
– Aspen,
– Centaury,
– Cherry Plum,
– Mimulus,
– Pine,
– Rock Rose,
– Sweet Chestnut,
– White Chestnut,
– Wild Rose [6].

Auch eine entsprechende Kraftblüte darf nicht fehlen.

Antibiotika-Beseitigung (Beseitigung der Reststoffe)

Innerhalb der Naturheilkunde ist eine Behandlung der Patienten häufig erst dann möglich, wenn der Patient „entgiftet" und von chemischen Medikamentenrückständen befreit ist, was insbesondere bei einer vorausgegangenen Antibiotikabehandlung notwendig ist, die im Schnitt bis zu 3 Jahre lang eine sog. Blockade für naturheilkundliche Medikamente darstellen kann.

Eine Entgiftung muß auch nach einer Cortisonbehandlung bei häufigen Entzündungsvorgängen erfolgen, damit die Stoffwechselprodukte, die sich bei jeder Entzündung bilden, und die Wundsekrete eliminiert werden können und keine unnötige Organbelastung mehr vorliegt.

Hierzu dient folgende Bach-Blüten-Mischung:

– Crab Apple: zur Beseitigung der Stoffwechselschlacken,

– Centaury: zur Anregung der Drüsentätigkeit,
– Clematis: zur Aufrechterhaltung der „Semipermeabilität" der Zellmembran,
– Chicory: zur Anregung der Lebertätigkeit,
– Wild Rose: zur Anregung der Nierentätigkeit [6].

Mit dieser Blüten-Mischung wird nicht nur die Grundlage für eine fortführende Bach-Blütentherapie bei organisch/körperlichen Symptomen geschaffen, sondern auch für jede andere naturheilkundliche Therapie.

Armbruch

s. Frakturen

Arterienverkalkung (Arteriosklerose)

Hat sich eine Kalkablagerung an den Arterienwänden entwickelt, ist mit der Bach-Blütentherapie keinerlei Abhilfe zu schaffen, jedoch ist es möglich, die Symptomatik einer Arterienverkalkung mit der entsprechenden „Persönlichkeits-Blüten-Kombination" auszugleichen.

Arthritis

(s.a. Angst, Antibiotika-Beseitigung, Arthrose, Einheit von Körper–Geist–Seele, Entzündung, Gefühle, Kraftblüten, Selbstbewußtsein, Selbstmordversuch, Toleranz, Ungeduld, Verantwortungsbewußtsein)

Diese entzündliche Erkrankung des rheumatischen Formenkreises, die meist die kleinen Gelenke betrifft, wird innerhalb der Schulmedizin grundsätzlich mit Cortison, wenn nicht gar mit der Goldtherapie behandelt. Dies muß bei Beginn einer naturheilkundlichen Therapie berücksichtigt werden, wobei die entsprechende Entgiftung (s. Antibiotika-Beseitigung) unbedingt erfolgen sollte, damit

nicht nur die Rückstände aus allen Entzündungsschüben, sondern auch die der chemischen Medikation beseitigt werden. Dies sollte als eine Art „Kurbehandlung" erfolgen, wobei 3 Wochen lang täglich 3 Tropfen der „Entgiftungs-Blüten" in einem Glas Flüssigkeit verabreicht werden sollten.

Erst nach dieser Entgiftung besteht die Möglichkeit, gezielt auf das Persönlichkeitsbild des Betroffenen und den weiteren Verlauf der Krankheit einzugehen. Am häufigsten werden dazu die folgenden Blüten verwendet:
– Beech,
– Cherry Plum,
– Chicory,
– Gorse,
– Hornbeam,
– Mustard,
– Oak,
– Rock Water [6].

Arthrose

(s.a. Ärger, Arthritis, Belastung, Einheit von Körper–Geist–Seele, Antibiotika-Beseitigung, Entzündung, Chronisches Geschehen, Gefühle, Kraftblüten, Selbstbewußtsein, Selbstmordversuch, Toleranz, Ungeduld, Verantwortungsbewußtsein)

Diese chronisch-degenerative Erkrankung des rheumatischen Formenkreises ist meistens an den großen Gelenken zu finden, wobei immer wieder akute Schübe, also plötzliche Entzündungen, auftreten, die besonders schmerzhaft sind. Bei der Behandlung mit der Bach-Blütentherapie ist auf die unterschiedlichen Verlaufsformen des arthrotischen Geschehens zu achten.

Die entzündlichen Prozesse und die Schmerzen werden vor allem durch Rescue Remedy, Cherry Plum und Hornbeam schnell eingedämmt [6]. Es kann jederzeit eine innerliche wie äußerliche Anwendung dieser Bach-Blüten-Kombination erfolgen. In letzterem Fall wird die Rescue Remedy nur kurzfristig als

„Anstoß" gegeben, die beiden anderen Bach-Blüten über einen Zeitraum von mindestens 3 Tagen.

Danach werden folgende Blüten innerlich und äußerlich, als Waschungen und Wickel-Zusätze, verwendet:
– Centaury,
– Gentian,
– Hornbeam,
– Oak,
– Sweet Chestnut [6].

Durch diese Bach-Blüten, insbesondere durch Centaury und Gentian, werden die Selbstheilungskräfte aktiviert, wodurch gleichzeitig das Vertrauen in eine Besserung aufgebaut wird. Die der Persönlichkeit sowie dem momentanen Zustand entsprechende „Kraftblüte" darf nicht vergessen werden.

Asthma bronchiale

(s.a. Ärger, Angst, Asthma cardiale, Atemwegserkrankungen, Belastung, Einheit von Körper–Geist–Seele, Erwartungshaltung, Gefühle, Kraftblüten, Selbstbewußtsein, Selbstmordversuch, Sexualität, Toleranz, Ungeduld, Verantwortungsbewußtsein)

Das Bronchialasthma ist ein sehr weit fortgeschrittenes Stadium einer Erkrankung der Atemwege, die bereits die feinsten Stämme des Bronchialbaumes, die Alveolen, angegriffen hat, wodurch es zu asthmatischen Anfällen kommt.

Die Erkrankung hat einerseits organspezifische Hintergründe, d.h., es ist eine Vorschädigung der Oberfläche der Luftwege durch Bronchitiden erfolgt. Andererseits leiden die Betroffenen unter ganz besonders tiefsitzenden Ängsten, die ihnen zum Teil bewußt, zum größten Teil jedoch vollkommen unbewußt sind – wobei die zusätzliche Angst vor einem nächsten Asthmaanfall diesen auch tatsächlich fördert.

Der organisch/körperliche und seelisch/psychische Zustand des Patienten ist mit der Bach-Blütentherapie zu behandeln: Rescue Remedy und Scleranthus, im Anschluß an diese „Erste Hilfe" gezielt Cherry Plum, Gentian, Impatiens, Rock Rose, Star of Bethlehem [6].

Durch die „Ersttherapie" mit Rescue Remedy und Scleranthus kann die gesamte innerliche wie äußerliche Notsituation ausgeglichen werden. Die Dauer der „Ersttherapie" ist unterschiedlich, da sie sich grundsätzlich nach dem Ist-Zustand des Patienten richten muß, bevor die fortführende Bach-Blütentherapie eingesetzt werden kann. Diese muß gleichzeitig auf die momentane Lebenssituation und auf die Vergangenheit des Hilfesuchenden eingehen, da das auslösende Moment des asthmatischen Geschehens der Vergangenheit angehören kann, was eine längere, diffizile Therapie erfordert.

Es ist besonders darauf zu achten, daß der seelisch/psychische Zustand des Patienten stabilisiert wird, da dieser Auslöser für einen erneuten Asthmaanfall ist. Die oben aufgeführten Bach-Blüten können dazu in der Anfangsphase wie folgt beitragen:
– Cherry Plum lindert besonders die panische Angst vor einem neuen Anfall und baut den Mut zur Besserung sukzessive auf;
– Gentian fördert das zu diesem Entwicklungsprozeß nötige Selbstvertrauen;
– Impatiens fördert Gelassenheit und verhindert gleichzeitig eine für diesen Zustand ausgesprochen gefährliche (wenn auch verständliche) Ungeduld;
– Rock Rose reguliert Panik schnell;
– Star of Bethlehem wirkt ausgleichend.

Asthma cardiale

Diese besondere Form der Herzerkrankung ist wie das Asthma bronchiale unter besonderer Berücksichtigung des geschwächten Herzens mit den Bach-Blüten zu behandeln. Eine schulmedizinisch angeordnete, chemische Medikation muß nicht abgesetzt werden, da dies meistens eine Verschlimmerung des Allgemeinzustandes des Patienten hervorrufen würde.

Zur Stärkung des geschwächten Herzens eignen sich, als „Kurtherapie" angewandt, die folgenden Bach-Blüten:

- Agrimony hilft, die „undurchdringliche Maske", die viele Erkrankte aufgesetzt haben, um sich das Leben erträglich zu gestalten und damit ihr wahrer Schwächezustand nicht erkannt wird, „aufzuweichen", was sich sehr schnell stärkend auf die Herzmuskulatur auswirken kann;
- Aspen wirkt gegen diffuse Ängste, die das Herz und die Herztätigkeit sehr schwächen, da sie zu Verengungen und Krämpfen führen können, wodurch ein erneuter Asthmaanfall provoziert werden kann;
- Centaury stärkt über die Aktivierung der Selbstheilungskräfte den gesamten Organismus, was wiederum die Arbeit des Herzens wesentlich erleichtert;
- Heather hilft, eine der Ursachen für Herzerkrankungen zu beseitigen, nämlich daß der Betroffene sehr egoistische Charakterzüge entwickelt hat;
- Holly trägt dazu bei, daß sich eine „liebevolle Toleranz" zu entwickeln vermag, die nicht „nur" die Herzschwäche entsprechend regulieren kann, sondern gleichzeitig das gesamte Leben erleichtert;
- Hornbeam: die Hilfe dieser Blüte ist nach jedem Asthmaanfall unbedingt angezeigt, aber auch nach bzw. bei besonderen Anstrengungen im alltäglichen Leben;
- Olive stärkt die Schleimhäute, die durch die asthmatischen Anfälle gereizt sind.

Atemnot

s. Asthma bronchiale, Asthma cardiale, Atemwegserkrankungen

Atemwegserkrankungen

(s.a. Abwehrkräfte, Ärger, Angst, Antibiotika-Beseitigung, Belastung, Bronchitis, Chronisches Geschehen, Einheit von Körper–Geist–Seele, Fieber, Gefühle, Husten, Kraftblüten, Lebensfreude, Schnupfen, Selbstbewußtsein, Selbstmordversuch, Toleranz, Ungeduld, Verantwortungsbewußtsein)

Die Erkrankungen der Atemwege haben in den letzten Jahren extrem zugenommen, was einerseits mit den Impfverfahren im Säuglingsalter in Zusammenhang steht, die den Aufbau der Immunabwehr in der Kindheit nicht zulassen, und andererseits mit der in der Schulmedizin üblichen „Unterdrückungstherapie" der auftretenden Symptome, durch die eine Atemwegserkrankung nicht so ausheilen kann, daß sie sich nicht ständig wiederholt oder Folgeerkrankungen nach sich zieht.

Es ist also absolut notwendig, daß in der naturheilkundlichen Praxis die Atemwegserkrankungen symptomatisch behandelt werden, was eine kausale Therapie bedeutet, welche den Gesamtorganismus einbezieht. Denn nur so können die Atemwegserkrankungen ausheilen und der Schutz des Immunsystems erworben werden, so daß weitere Atemwegserkrankungen – wie auch andere von Viren oder Bakterien ausgelöste Krankheiten – soweit wie möglich verhindert werden.

Durch diese symptomatische Behandlungsweise findet die Selbstheilung dahingehend statt, daß der seelisch/psychische Auslöser reguliert wird und auch die sich zeigende Symptomatik, die wiederum mit der Organsprache in engstem Zusammenhang steht, da insbesondere die Atemwegserkrankungen eine sehr intensive Aussagekraft über den Allgemeinzustand des Erkrankten in sich bergen, wobei die virale Situation nebensächlich ist.

Aufbaumöglichkeit

s. Abwehrkräfte, Immunabwehr, Kraftblüten

Aufregung

s. Ärger, Belastung, Einheit von Körper–Geist–Seele, Gefühle, Kraftblüten, Selbstbewußtsein, Selbstmordversuch.

Augen

(s.a. Angst, Belastung, Bindehautentzündung, Einheit von Körper–Geist–Seele, Gefühle, Kraftblüten, Lebensfreude, Leber, Selbstbewußtsein, Selbstmordversuch, Toleranz, Ungeduld, Verantwortungsbewußtsein)
Die Augen sind bei der Bach-Blütentherapie organsprachlich zu betrachten, denn die Sehkraft ist nicht nur abhängig von der entsprechenden Disposition der Augen, sondern insbesondere davon, mit welcher Sichtweise der Mensch das Leben betrachtet und unter welcher Prämisse er lebt. Durch eine entsprechende Bach-Blütentherapie kann sich so manche Sehstärke verändern, manche Brillenstärke vermindert werden und/oder sich die Achse von selbst wieder regulieren.

Auswurf (Sekret)

s. Abhusten, Antibiotika-Beseitigung, Atemwegserkrankungen, Bronchitis, Hustenlösende Wirkung.

Autoaggression

(s.a. Bulimie, Einheit von Körper–Geist–Seele, Gefühle, Kraftblüten, Selbstbewußtsein, Selbstmordversuch, Sexueller Mißbrauch)
Als Autoaggression wird die Selbstverletzung bezeichnet, die sich meistens junge Frauen zufügen, die sexuell mißbraucht worden sind, häufig vom eigenen Vater bzw. einem ihnen vertrauten Mann. Diesen Frauen ist aufoktroyiert worden, daß die Schuld nicht beim Täter, sondern bei ihnen liegt, weshalb sie sich durch die Selbstverletzung bestrafen.

Bandscheibenvorfall (Bandscheibenprolaps)

(s.a. Ärger, Angst, Antibiotika-Beseitigung, Belastung, Bewegungsapparat, Einheit von Körper–Geist–Seele, Erwartungshaltung, Gefühle, Knochen, Kraftblüten, Muskelverkrampfungen, Schmerzen, Selbstbewußtsein, Selbstmordversuch, Toleranz, Ungeduld, Verantwortungsbewußtsein)
Diese immer häufiger in allen Bereichen der Wirbelsäule auftretende Läsion ist meistens ausschließlich per Röntgenbild zu diagnostizieren und erst dann entsprechend zu behandeln, wobei das wichtigste zunächst die Schmerzlinderung ist, und anschließend die Entgiftung.
Zur Schmerzlinderung dienen insbesondere die Rescue Remedy und Scleranthus. Zusätzlich sollte unbedingt Hornbeam gegeben werden, da der gesamte Vorfall soviel energetische sowie körperliche Kraft gekostet hat, daß eine Linderung der Schmerzen nur mit dieser „Kraftblüte" erfolgen kann. Hornbeam muß auch bei der nachfolgenden Entgiftung mit Centaury, Chicory, Clematis, Crab Apple, Wild Rose angewendet werden.
Die Entgiftung ist notwendig, da meistens eine Vorbehandlung mit Rheumapräparaten erfolgt ist, die fast ausschließlich Cortison bzw. Cortisonderivate enthalten, und die aus der Entzündung resultierenden Rückstände beseitigt werden müssen, damit eine entsprechende „Aufbautherapie" eingeleitet werden kann.
Der seelisch/psychische Hintergrund dieser organisch/körperlichen Symptomatik ist der, daß der Betroffene sich die Liebe und Anerkennung der ihm nahestehenden Menschen „erkaufen" möchte, wodurch jedoch eine solche Verkrampfung und innere Versteifung erfolgt, daß die „Stoßdämpfer" der Wirbelsäule diesen Druck nicht mehr aushalten können und ganz einfach „aus der Reihe tanzen".
Mittels der Bach-Blüten kann die seelisch/psychische Ursache eines Bandschei-

benvorfalles ausgeglichen werden, was nach der Persönlichkeitsstruktur des Patienten zu erfolgen hat. Die erfahrungsgemäß wichtigsten Blüten sind:
– Impatiens,
– Oak,
– Rock Water.

Dagegen kann auf die organisch/körperliche Läsion direkt nur sehr wenig eingegangen werden. Hier helfen die „klassischen" Massagen und gymnastische Rücken- und Bauchübungen, die die gesamte Muskulatur stärken.

Bauchspeicheldrüse (Pankreas)

(s.a. Ärger, Angst, Belastung, Diabetes mellitus, Einheit von Körper–Geist–Seele, Erwartungshaltung, Gefühle, Kraftblüten, Lebensangst, Selbstbewußtsein, Selbstmordversuch, Toleranz, Ungeduld, Verantwortungsbewußtsein)

Die Bauchspeicheldrüse ist nicht nur ein lebenswichtiges Organ für den Gesamtorganismus, sondern auch für die seelisch/psychische Lebensqualität, denn dieses Organ ist in der Organsprache als das „Angstorgan" bekannt, in dem Lebensängste verarbeitet werden.

Bein, offenes (Ulcus cruris)

Das sog. Ulcus cruris ist mit der Bach-Blütentherapie innerlich wie äußerlich zu behandeln. Einerseits kann die seelisch/psychische Stimmung über die „Persönlichkeitsblüten" ausgeglichen werden, andererseits werden die Ränder der offenen Hautstellen vorsichtig mit der Notfallcreme versorgt und desinfiziert. So wird ein langsam einsetzender Heilungsprozeß aktiviert, der durch eine Bach-Blüten-Salbe aus folgenden Blüten unterstützt werden kann:

– Impatiens,
– Hornbeam,
– Holly,
– Cherry Plum,
– Oak.

Beinbruch

s. Frakturen

Belastung, nervliche

(s.a. Belastung, seelisch/psychische, Nerven, Nervosität)

Die nervliche Belastung resultiert aus einer herabgesetzten Belastbarkeit, die sich nicht nur seelisch/psychisch äußert, sondern über die empfindlichsten Schaltstellen des menschlichen Körpers, nämlich über die Nerven und insbesondere deren Schaltstellen (Synapsen), an denen die Nervenreize angenommen und entsprechend weitergeleitet werden, als Warnung zum Symptom wird.

Belastung, seelisch/psychische

(s.a. Ärger, Angst, Eifersucht, Einheit von Körper–Geist–Seele, Erwartungshaltung, Gefühle, Kraftblüten, Lebensangst, Selbstbewußtsein, Selbstmordversuch, Toleranz, Ungeduld, Verantwortungsbewußtsein)

In der heutigen Zeit ist die seelisch/psychische Belastung durch das gesamte Gesellschaftssystem so hoch wie noch nie. Durch die Zunahme der äußeren Einflüsse ist der heutige Mensch nicht mehr in der Lage, diese entsprechend seiner Belastbarkeit zu selektieren. Er nimmt das gesamte „Angebot" auf, wobei er nicht mehr unterscheiden kann zwischen bewußter und unbewußter Ebene. Es kommt zu einer seelisch/psychischen Belastung, die zur Erkrankung bzw. Krankheit führen kann und/oder zu erhöhter Unfallneigung.

In vielen Fällen, in denen sich bereits eine Erkrankung manifestiert hat bzw. häufig Unfälle auftreten, ist es notwendig, den Menschen durch die Bach-Blütentherapie wieder belastbar zu machen, damit überhaupt eine Genesung erfolgen kann.

Gestärkt werden muß die Belastbarkeit aber auch bei zahlreichen Menschen, die noch keine derartige Symptomatik in ihrer Anamnese aufweisen, sondern auf andere Art zum Ausdruck bringen, daß ihre Belastbarkeit die Grenze erlangt hat, was sich häufig in Übernervosität und/oder großer Gereiztheit äußert, die oft Vorboten eines „Zusammenbruches" sind.

Damit die Belastbarkeit sukzessive aufgebaut werden kann, ist es erforderlich, daß die tiefsitzende Notsituation dieses Menschen in einem gezielten Therapiegespräch herauskristallisiert wird. So kann erkannt werden, ob Ängste oder aber unnötig angehäufter Ärger der Auslösefaktor sind. Diese können dem Betroffenen zwar nicht abgenommen werden, er kann jedoch mit Hilfe der Bach-Blütentherapie lernen, anders damit umzugehen.

Besenreiser (Phlebektasien)

Die als Besenreiser bezeichneten geplatzten Kapillargefäße, die meistens an den Oberschenkeln, aber auch im Gesicht zu finden sind, können durch eine Kräftigung der Haut und der obersten Muskulaturschicht mit einer Creme aus Oak gebessert bzw. ihre weitere Ausbreitung kann eingeschränkt werden.

Bettlägerigkeit

(s.a. Angst, Belastung, Bein, offenes, Chronisches Geschehen, Einheit von Körper–Geist–Seele, Gefühle, Kraftblüten, Lebensfreude, Selbstbewußtsein, Ungeduld, Wirbelsäule, Wundliegen)

Bettlägerigkeit ist für viele Menschen eine unerträgliche Belastung, insbesondere dann, wenn der Mensch sie mit vollem Bewußtsein erleben muß.

Durch eine gezielte Bach-Blütentherapie kann dieses Erlebnis entsprechend aufgearbeitet werden, indem genau auf den seelisch/psychischen und auch auf den organisch/körperlichen Zustand des Bettlägerigen eingegangen wird.

Bettnässen (Enuresis)

(s.a. Angst, Belastung, Einheit von Körper–Geist–Seele, Gefühle, Kraftblüten, Lebensfreude, Selbstbewußtsein, Selbstmordversuch)

Das Bettnässen ist ein tiefsitzendes seelisch/psychisches Problem, das mit den Bach-Blüten reguliert werden kann. Es handelt sich um viele „ungeweinte" Tränen, die das Unterbewußtsein im Schlaf löst. Das bedeutet nicht unbedingt, daß der Betroffene niemals (meistens im Kindesalter) bei vollem Bewußtsein weinen konnte. Vielmehr äußert sich die Problematik, daß er zuwenig Liebe erhalten hat, auf unbewußter Ebene im Naßmachen des Bettes.

Beulen

Beulen, die eine sog. stumpfe Verletzung darstellen, können mit einer einmaligen Einreibung mit der Notfallcreme zum Stillstand und zur Rückbildung gebracht werden, was durch die Blüte Oak unterstützt wird.

Bewegungsapparat

(s.a. Ärger, Angst, Belastung, Chronisches Geschehen, Einheit von Körper–Geist–Seele, Entzündung, Erwartungshaltung, Gefühle, Knochen, Kraftblüten, Muskelverkrampfungen, Selbstbewußtsein, Selbstmordversuch,

Sexualität, Toleranz, Ungeduld, Verantwortungsbewußtsein, Wirbelsäule)
Die Gesamtheit des Bewegungsapparates hat die verschiedensten Funktionen, die voneinander abhängig sind und ineinanderspielen, d.h., das Funktionieren des Bewegungsapparates kann nur als Ganzes gesehen werden. So besteht die Notwendigkeit, z.B. nach einer Läsion oder Entzündung, diese Ganzheitlichkeit so schnell wie möglich wiederzuerlangen.
Mit Hilfe der Bach-Blütentherapie können bleibende Schädigungen verhindert werden, indem gezielt entsprechend den sich zeigenden organisch/körperlichen, also akuten oder chronischen bzw. subakuten oder subchronischen Zuständen therapiert wird. In der Naturheilkunde ist es bekannt, daß es keinen Heilungsverlauf innerhalb eines hochakuten sowie eines chronischen Geschehens gibt, so daß bei diesen beiden Verlaufsformen die Bach-Blüten erst einen Zustand schaffen müssen, der eine Heilungschance ermöglicht.

Bindehautentzündung (Konjunktivitis)

(s.a. Leber)
Die Bindehautentzündung ist ein häufiges Anzeichen dafür, daß die Leber als Stoffwechsel- und Entgiftungsorgan überlastet und eine Gesamtentgiftung des Organismus mit der „Entgiftungs-Blüten-Mischung" notwendig ist. Außerdem braucht er eine Kräftigung, die mit der zusätzlichen Gabe der Blüte Olive in Form einer „Kurtherapie" möglich ist. Diese kann auch angewendet werden, wenn die Konjunktivitis durch Viren oder Fremdkörpereinwirkung ausgelöst wurde.

Blähungen

(s.a. Abführende Wirkung, Angst, Antibiotika-Beseitigung, Belastung, Gallenblasenentzündung, Gallenkolik, Gallensteinbildung, Gefühle, Leber)
Blähungen haben ihre Ursache häufig in einer Verdauungsstörung und/oder einer Organschädigung (meistens von Leber und Galle). Diese kann mit den Bach-Blüten zur Entgiftung sowie der symptomatischen Behandlung des betroffenen Organs/Organsystems unter Berücksichtigung der Persönlichkeit und der Lebensproblematik des Erkrankten positiv beeinflußt bzw. vollständig beseitigt werden.

Blasenentzündung (Zystitis)

(s.a. Angst, Belastung, Eifersucht, Einheit von Körper–Geist–Seele, Entzündung, Erwartungshaltung, Gefühle, Kraftblüten, Menopause, Menstruation, Selbstbewußtsein, Selbstmordversuch, Sexualität, Toleranz, Verantwortungsbewußtsein)
Beim Auftreten einer Blasenentzündung ist zu prüfen, ob es sich um eine bakterielle Infektion handelt oder eine besondere Schwäche dieses Organs vorliegt, was wiederum einen organsprachlichen Hintergrund hat, da die Blase – als ein Teil des Urogenitaltraktes – sehr eng mit der Sexualität in Zusammenhang steht und so partnerschaftliche Probleme in diesem Bereich zum Ausdruck bringt.
Es ist innerhalb des Therapiegespräches sehr wichtig, auf das Sexualleben einzugehen, um eine wirksame Bach-Blütentherapie herauszufinden. Erfahrungsgemäß helfen die Blüten Aspen, Mimulus, Willow am besten, da die Betroffenen durch ihre unbewußten Ängste derart verkrampft und ohne Selbstbewußtsein sind, daß ihr persönlicher Status in der Partnerschaft so gut wie nicht vorhanden ist [6]. Neben der Regulierung der inneren Verkrampfungen und der Ängste muß unbedingt das Selbstbewußtsein aufgebaut werden.

Blasensteine (Urolithiasis, Harnkonkrement)

(s.a. Angst, Blasenentzündung, Eifersucht, Einheit von Körper–Geist–Seele, Erwartungshaltung, Gefühle, Harnsteine, Kraftblüten, Nieren, Potenz, Prostata, Selbstbewußtsein, Selbstmordversuch, Sexualität, Toleranz, Verantwortungsbewußtsein)

Die Neigung zur Blasensteinbildung besteht insbesondere bei älteren Männern, wobei ein äußerst enger Zusammenhang mit der scheinbar nachlassenden aktiven Sexualität besteht. Dies zu akzeptieren ist jedoch insbesondere in der heutigen Zeit der extremen Überbewertung des aktiven Sexualaktes mit Schwierigkeiten verbunden, wie die enorme Zunahme von Prostataleiden zeigt.

So ist es durch die gezielt angewandten „Persönlichkeitsblüten" möglich, daß sich nach dem Entfernen von Blasensteinen die Akzeptanz der veränderten „Sexualleistung" entwickelt, wobei ein wichtiger Faktor das Selbstbewußtsein der Betroffenen ist.

Bleichsucht (Chlorose)

s. Blut

Blut (Sanguis)

(s.a. Leukämie)

Das Blut und alle Blutkrankheiten sind sehr kritisch zu handhaben, insbesondere dann, wenn sie schulmedizinisch als unheilbar bzw. sehr schwer heilbar bezeichnet werden. Durch die Bach-Blüten kann der seelisch/psychische Zustand des Erkrankten, aber auch der pflegenden Angehörigen, stabilisiert werden, was sich auf den Gesamtzustand des Körpers auswirkt, so daß in vielen Fällen Besserung des organisch/körperlichen Zustandes eintritt, was wiederum eine enorme Heilungschance ist.

Blutarmut (Anämie)

s. Blut

Blutblase

Die Ausbreitung einer Blutblase kann durch Einreiben mit der Notfallcreme, das so schnell wie möglich erfolgen sollte, gehemmt werden. Ebenso können Schmerzen verringert werden, wodurch wiederum die Selbstheilungsprozesse aktiviert werden.

Blutdruck (Hypertonie/Hypotonie)

(s.a. Ärger, Angst, Belastung, Egoismus, Eifersucht, Einheit von Körper–Geist–Seele, Erwartungshaltung, Gefühle, Kraftblüten, Selbstbewußtsein, Selbstmordversuch, Sexualität, Toleranz, Ungeduld, Verantwortungsbewußtsein)

Der Blutdruck ist rein organsprachlich zu „behandeln", denn, wie das Wort bereits ausdrückt, übt derjenige, der hohen Blutdruck hat, auf sich wie auf seine Umgebung „Druck" aus, während auf den, der unter niedrigem Blutdruck leidet, „Druck" ausgeübt wird. Durch die gezielte Anwendung von Bach-Blüten kann die Persönlichkeit stabilisiert werden, so daß in jedem Falle eine Blutdrucknormalisierung erreicht wird.

Bluterguß (Hämatom)

s. Blutblase

Blutgefäße (Arterien, Venen, Kapillaren)

Die Blutgefäße sind ein enormes System von Blutbahnen mit verschiedenen Aufgaben, wie die Versorgung der Organe und des gesamten

Körpers. Sie können durch die Entgiftung mit den entsprechenden Bach-Blüten immer wieder „gereinigt" und durch die Blüte Olive gestärkt werden.

Blutkrankheiten

s. Blut, Leukämie

Blutreinigende Wirkung

s. Blutgefäße

Blutungen, akute (Hämorrhagie)

(s.a. Schock, Unfall, Wunden)
Akute Blutungen können durch die Gabe der Rescue Remedy gestillt werden, jedoch ist eine diagnostische Abklärung der Ursache erforderlich.

Brandwunden (Combustiones)

(s.a. Angst, Einheit von Körper–Geist–Seele, Kraftblüten, Selbstbewußtsein, Selbstmordversuch, Ungeduld)
Die schulmedizinische Versorgung von Brandwunden kann durch die Notfallsalbe unterstützt werden, wobei gleichzeitig der seelisch/psychische Zustand des Verletzten stabilisiert werden kann und damit die Heilung enorm gefördert wird.

Bronchialasthma

s. Asthma bronchiale

Bronchitis

(s.a. Angst, Atemwegserkrankungen, Belastung, Einheit von Körper–Geist–Seele, Entzündung, Erwartungshaltung, Gefühle, Kraftblüten, Selbstbewußtsein, Selbstmordversuch, Sexualität, Toleranz, Ungeduld, Verantwortungsbewußtsein)
Eine Bronchitis deutet nicht ausschließlich auf eine Entzündung der oberen und unteren Atemwege hin, sondern gleichermaßen auf die organsprachliche Problematik des „Sich-nicht-Aussprechen-Könnens". Dieser Faktor muß bei einer Bach-Blüten-Behandlung berücksichtigt werden, da es sonst zu schwerwiegenderen Erkrankungen der Atemwege kommen kann, bis das seelisch/psychische Problem gelöst ist.

Brüste (Brustdrüsen, Mammae)

(s.a. Angst, Belastung, Blasenentzündung, Eifersucht, Einheit von Körper–Geist–Seele, Erwartungshaltung, Frigidität, Gefühle, Kraftblüten, Krebs, Lebensfreude, Selbstbewußtsein, Selbstmordversuch, Sexualität, Toleranz, Verantwortungsbewußtsein)
Die Brüste der Frau sind ein wichtiges weibliches Organ, dessen Bedeutung in bezug auf die Sexualität jedoch extrem überbewertet worden ist. Dies stellt einen der Gründe für die enorm gestiegene Anzahl der Mammakarzinome dar, denn die weiblichen Organe reagieren auf diese Art auf falsch verstandene und praktizierte körperliche Liebe.
So ist es wichtig, daß insbesondere die Frauen ihren wahren Stellenwert in der Partnerschaft und auch in der Gesellschaft sehen. Dabei spielt das Selbstbewußtsein eine entscheidende Rolle, das die Frauen in die Lage versetzt, ihre eigene Persönlichkeit zu erkennen und auszuleben, anstatt zu versuchen, dem herrschenden „Rollenbild" gerecht zu werden!

Bulimie

(s.a. Angst, Autoaggression, Belastung, Einheit von Körper–Geist–Seele, Erwartungshaltung, Gefühle, Kraftblüten, Selbstbewußtsein, Selbstmordversuch, Sexualität, Sexueller Mißbrauch, Toleranz, Verantwortungsbewußtsein)

Dieses als Bulimie, was „Heißhunger" bedeutet, bezeichnete Verhalten bringt die innerliche Notlage der Betroffenen deutlich zum Ausdruck. Diese Menschen leiden aufs fürchterlichste unter der Gefühlskälte der Gesellschaft und besonders ihrer Mitmenschen, was sie durch übermäßiges „In-sich-Hineinstopfen" von Nahrungsmitteln zu kompensieren versuchen. Da sie jedoch dem heutigen Schlankheitsideal entsprechen möchten – dadurch „erkämpft" man sich eine gewisse Anerkennung –, wird sofort im Anschluß daran ein Brechreiz provoziert. Es entwickelt sich ein endloser „Teufelskreis" zwischen übermächtigem Liebesbedarf und künstlich provoziertem Brechreiz. Er kann durch die Bach-Blüten unterbrochen werden, indem diesen Menschen geholfen wird, ein gesundes Selbstbewußtsein aufzubauen, so daß sie mit ihrer gesamten Umgebung besser umgehen können.

Cholesterin

(s.a. Ärger, Belastung, Fettsucht, Kraftblüten, Selbstbewußtsein, Selbstmordversuch, Streß, Toleranz)

Cholesterin ist ein körpereigenes Fett, das dem Körper entweder zugeführt oder von ihm selbst gebildet wird. In extremen Streßsituationen produziert der Körper in erhöhtem Maße Cholesterin, was zu einer Erkrankung führen kann. Davon ist ein durch die Ernährung des Betroffenen erhöhter Cholesterinspiegel zu unterscheiden.

Chronisches Geschehen

Insbesondere bei den vielschichtigen Erkrankungen des Bewegungsapparates, aber auch aller inneren Organe, kann ein akutes Geschehen sehr schnell chronisch werden. Das bedeutet, daß das betroffene Organ bzw. die Organe oder Körperstellen entweder eine verminderte oder gar keine Leistung mehr erbringen, was sich auch auf den Gesamtorganismus auswirkt.

Deshalb muß ein chronisches Geschehen unbedingt aktiviert werden, damit durch diesen provozierten „Aktivierungsprozeß" ein Heilungsvorgang einsetzen kann. Heilung ist jedoch nur in einem gewissen Rahmen möglich, denn je länger ein chronisches Geschehen im Gesamtorganismus besteht, desto geringer ist die Chance auf Besserung. Aber auch in diesen Fällen können immer wieder auftretende akute Schübe verhindert werden, was wiederum den Allgemeinzustand verbessert und ein Fortschreiten der Degeneration hinauszögert.

Da das chronische Geschehen den Gesamtorganismus betrifft, soll an dieser Stelle näher auf die Organverbände eingegangen werden: Die *Schleimhäute*, die sich von der Nase bis zum After ziehen, dürfen keineswegs – wie in der Schulmedizin – vollkommen getrennt voneinander gesehen werden. Vieles, was die oberen Schleimhäute, also die Luftwege, betrifft, hat seinen Ausgangspunkt im Verdauungstrakt und umgekehrt. So ist es von besonderer Wichtigkeit, die Gesamtheit der Schleimhäute mit der Bach-Blütentherapie zu beeinflussen. Meistens wird mit der Entgiftung begonnen, bevor eine Stärkung sowie ein Aufbau, insbesondere mit der Blüte Olive, möglich ist, wobei gezielt auf die Persönlichkeit des Patienten einzugehen ist, so daß die seelisch/psychischen „Auslösermomente" Schritt für Schritt reguliert werden können.

Das chronische Geschehen, das den *Bewegungsapparat* betrifft, ist ebenfalls gesamtheitlich zu sehen. Das bedeutet, daß auch in diesen Fällen einerseits organspezifisch, also organisch/körperlich eingewirkt werden soll und andererseits seelisch/psychisch, also der Persönlichkeit entsprechend.

Im Zusammenhang mit den Aktivierungsprozessen des Bewegungsapparates ist es notwendig, zuerst den Gesamtorganismus mit den entsprechenden Bach-Blüten zu entgiften. Es handelt sich um besonders diffizile Ablagerungen, die sich an den Gelenken festsetzen und deren mechanische Arbeit behindern. Dadurch kann eine erneute Entzündung provoziert werden, so daß ein endloser Kreislauf von Entzündung und Degeneration entsteht, welcher durch die „Entgiftungs-Kurbehandlung" nachhaltig unterbrochen werden kann. Erst danach kann die Aufbauarbeit erfolgen. Sie richtet sich einerseits nach der Art der Erkrankung des Bewegungsapparates – dies kann eine alte oder auch neuere Verletzung oder Verunfallung sein – und andererseits nach dem Persönlichkeitsbild des Patienten.

Dies gilt auch für alle Erkrankungen und Krankheiten des *Verdauungs- und Urogenitaltraktes*, wobei darauf zu achten ist, welche anderen Organe bereits betroffen sind.

Colitis ulcerosa

s. Angst, Darmerkrankungen, Entzündung, Morbus Crohn, Kraftblüten, Lebensangst, Selbstbewußtsein, Selbstmordversuch

Cortison-Beseitigung

s. Antibiotika-Beseitigung

Darm (Intestinum)

(s.a. Ärger, Angst, Belastung, Darmerkrankungen, Einheit von Körper–Geist–Seele, Erwartungshaltung, Gefühle, Kraftblüten, Selbstbewußtsein, Selbstmordversuch, Toleranz, Ungeduld, Verantwortungsbewußtsein)

Der Darm, der sich zwar in einzelne Abschnitte mit unterschiedlichen Aufgaben innerhalb der Verdauungsarbeit und des Stoffwechselgeschehens gliedert, ist dennoch komplex und in seiner Gesamtheitlichkeit zu betrachten. Organsprachlich besteht ein Zusammenhang zwischen der Verdauungstätigkeit und der Gesamtheit der Schleimhaut und „festhalten" bzw. „loslassen können".

Darmentleerung (Defäkation)

s. Abführende Wirkung, Antibiotika-Beseitigung

Darmerkrankungen

(s.a. Ärger, Angst, Antibiotika-Beseitigung, Belastung, Darm, Einheit von Körper–Geist–Seele, Erwartungshaltung, Gefühle, Immunabwehr, Infektionen, Kraftblüten, Selbstbewußtsein, Selbstmordversuch, Sexualität, Toleranz, Ungeduld, Verantwortungsbewußtsein)

In den letzten Jahren haben die Erkrankungen des Darmes extrem zugenommen, was einerseits auf die gehäuften Antibiotikagaben der Schulmedizin zurückzuführen ist, wodurch nachweislich u.a. die Darmflora geschädigt wird, und andererseits auf die enormen bewußten und unbewußten Ängste, die die Lebensanforderungen bei vielen Menschen heraufbeschwören und die entweder über chronische Verstopfung und/oder über chronischen Durchfall ausgelebt werden.

So erfolgt die Bach-Blütentherapie bei allen Darmerkrankungen – mit Ausnahme von kurzfristigen Störungen sowie viralen Infektionen – unter der Prämisse, daß die seelisch/psychische Disposition herauskristallisiert und entsprechend reguliert wird. Im Anschluß an die Entgiftung mit Hilfe der entsprechenden Bach-Blüten sollte eine naturhcilkundliche Darmsanierung erfolgen, welche durch die Bach-Blüte Olive unterstützt werden kann.

Bei einer *viralen Darmerkrankung* erfolgt ebenfalls eine Entgiftung, wobei gleichzeitig auf das Immunsystem eingegangen werden muß, das meistens bereits angegriffen war, weshalb es überhaupt zu einem viralen Infekt kommen konnte.

Auf diese Art sind alle Darmerkrankungen, gleichgültig, welcher Teil des Darmes betroffen ist, mit der Bach-Blütentherapie zu regulieren, damit sich keinerlei Folgeschäden entwickeln können.

Darmgeschwüre (Darmulcera)

s. Darmerkrankungen, Geschwüre

Darminfektion (Enteritis)

(s.a. Antibiotika-Beseitigung, Darmerkrankungen, Kraftblüten)

Eine Infektion des Darmes entsteht grundsätzlich durch Erreger, wobei entschieden werden muß, ob es sich um eine meldepflichtige Infektion handelt. Nach Abklingen kann eine effektive Entgiftung mit den entsprechenden Bach-Blüten durchgeführt werden.

Darmreinigende Wirkung

s. Abführende Wirkung, Antibiotika-Beseitigung, Darmerkrankungen

Darmschleimhaut

s. Chronisches Geschehen, Darm, Darmerkrankungen

Darmstörungen

s. Angst, Darm, Darmerkrankungen

Darmträgheit (Obstipation)

s. Abführende Wirkung, Antibiotika-Beseitigung, Darm, Darmerkrankungen

Dauerhusten

(s.a. Ärger, Angst, Belastung, Einheit von Körper–Geist–Seele, Erwartungshaltung, Gefühle, Husten, Kraftblüten, Selbstbewußtsein, Selbstmordversuch, Toleranz, Ungeduld, Verantwortungsbewußtsein)

Dauerhusten ist diagnostisch abzuklären, da u.U. ein Befall der Lunge vorliegt. Er kann aber auch rein nervös bedingt sein, was abzuklären ist. In beiden Fällen kann mit den Bach-Blüten gezielt auf den seelisch/psychischen Zustand eingewirkt werden, wobei das Selbstbewußtsein eine gravierende Rolle spielt.

Degeneration

s. Chronisches Geschehen, Entzündung, Knochen, Unfall

Denkkraft

(s.a. Ärger, Angst, Belastung, Einheit von Körper–Geist–Seele, Erwartungshaltung, Gefühle, Kraftblüten, Selbstbewußtsein, Selbstmordversuch, Sexualität, Streß, Toleranz, Ungeduld, Verantwortungsbewußtsein)

In der heutigen Zeit ist das richtige „Funktionieren" des Kopfes von großer Wichtigkeit, dessen größter Feind die vorherrschende Kopflastigkeit ist. Durch sie werden Übersicht und Weitsicht eingeschränkt, wenn nicht gar total blockiert, da sich der Betroffene zu sehr auf einen Punkt konzentriert und dabei wichtige Informationen und Impulse übersieht, die u.U. sein Denkvermögen in die gewünschte Richtung lenken könnten.

So ist es von großem Vorteil, durch die Anwendung der Bach-Blüten und dem Erlernen des „richtigen" Denkens durch entsprechende Seminare und Literatur [3, 4, 5, 6, 7, 8] die persönliche Denkkraft zu fördern[1].

Depression

(s.a. Angst, Belastung, Chronisches Geschehen, Einheit von Körper–Geist–Seele, Erwartungshaltung, Gefühle, Kraftblüten, Lebensfreude, Selbstbewußtsein, Selbstmordversuch, Sexualität, Toleranz, Verantwortungsbewußtsein)

Die hochgradig seelisch/psychischen Hilfeschreie, die in den letzten Jahren in Form von Depressionen extrem zugenommen haben, wurden durch die übliche schulmedizinische „Behandlung" nicht nur noch weiter verbreitet, sondern im höchsten Maße bei allen Betroffenen in unverantwortlicher Weise vertieft, da durch die gängige chemische Medikation die menschliche Gesamtproblematik zugedeckt, und durch ihre „dämpfende" Wirkung das vegetative Nervensystem und häufig auch die gesamte Motorik der Patienten eingeschränkt und zum Teil irreparabel zerstört werden.

Dies ist meistens der „Ist-Zustand" der Menschen, die mit als Depression bezeichneten seelisch/psychischen Notlagen in eine Naturheilpraxis kommen. Die bereits gestörten organisch/körperlichen Mechanismen müssen zuallererst im Rahmen der noch bestehenden Möglichkeiten reguliert werden, bevor die seelisch/psychische Situation dieser Menschen durch eine gezielte Bach-Blütentherapie behandelt werden kann.

---

[1] Seminare hierzu veranstaltet das „Info-Zentrum für Bach-Blütentherapie und andere natürliche Heilweisen für Mensch und Tier".

Nicht nur der Therapierende muß über diese Hintergründe informiert sein, sondern auch der hilfesuchende Patient, da er in der Regel einen langen „Leidensweg" hinter sich bringen mußte und sich jetzt eine sofortige Hilfe durch die Bach-Blüten erhofft, was jedoch in diesen Fällen nicht möglich ist, sondern längere Zeit benötigt.

Desinfizierung

(s.a. Antibiotika-Beseitigung)
Eine Desinfizierung innerhalb des Organismus ist durch die „Entgiftungs-Blüten" möglich.

Diabetes insipidus

(s.a. Nieren)
Diese Form des Diabetes steht – im Gegensatz zum Diabetes mellitus, der eine Stoffwechselentgleisung ist – in Zusammenhang mit einer Nierenschädigung, durch die sich der Urin „zuckerartig" verändert und süßlich schmeckt. Dies muß diagnostisch abgeklärt sein, bevor organisch/körperlich mit der Bach-Blütentherapie auf dieses Krankheitsbild eingegangen werden kann. Hingegen kann mit der Behandlung der seelisch/psychischen Notsituation dieser Patienten sofort begonnen werden.

Diabetes mellitus

(s.a. Abwehrkräfte, Ärger, Angst, Bauchspeicheldrüse, Belastung, Einheit von Körper–Geist–Seele, Entwicklungsjahre, Erwartungshaltung, Gefühle, Immunabwehr, Kraftblüten, Lebensfreude, Pubertät, Selbstbewußtsein, Selbstmordversuch, Sexualität, Toleranz, Ungeduld, Verantwortungsbewußtsein)

Diese Stoffwechselentgleisung beruht auf einer Schädigung der Bauchspeicheldrüse bzw. ist das Resultat zu üppiger Ernährung – was sich jedoch an der „Körperfülle" zeigt und meistens durch eine vernünftige Reduktionskost regulieren läßt – oder aber eine Alterserscheinung. Dabei sollte bedacht werden, daß gealterte Menschen, insbesondere die, die die extremen Kriegsjahre durchleben mußten, sich eine derartige Stoffwechselentgleisung „leisten" können. Es sollte jedoch auf eine vernünftige Ernährung geachtet werden, durch die der Diabetes mellitus meistens in Grenzen zu halten ist.

Wenn hier von Diabetes mellitus gesprochen wird, so betrifft er Kinder und Erwachsene mittleren Alters. Bei Kindern ist er in der Regel bereits bei der Geburt bzw. bis zum Alter von 5 Jahren festzustellen. Mittels der Bach-Blüten kann zwar keine Heilung erfolgen, jedoch können oft die frühzeitigen Folgeerscheinungen des sog. *juvenilen Diabetes* verhindert werden. Dies stellt eine enorme Erleichterung für die Jugendlichen dar und garantiert ihnen ein „normaleres" Leben, als es ohne die Begleittherapie der Bach-Blüten, nur durch Insulingabe, möglich ist. Es ist ausschlaggebend, daß die Begleittherapie der Bach-Blüten so früh wie möglich erfolgt: Je früher die Schädigung – insbesondere die der kleinen Gefäße der Augen, was zu einer hochgradigen Sehverminderung und zur frühzeitigen Erblindung bereits um das zwanzigste Lebensjahr führen kann – „beeinflußt" wird, desto besser kann sie hinausgezögert bzw. verhindert werden.

Die Bach-Blüten-Begleittherapie ist bei „echtem" Diabetes mellitus – unabhängig davon, in welchem Alter er auftritt – stets identisch: Ängste und Unsicherheit müssen ausgeglichen werden. Gleichzeitig wird das Selbstvertrauen aufgebaut, was wiederum Ängste und Unsicherheiten verhindert und äußerst positiv auf die Gesamtkonstitution des Betroffenen einwirkt. Dies ist wiederum notwendig, da das Immunsystem dieser Menschen (insbesondere beim juvenilen Diabetes) nicht besonders ausgeprägt ist und in regelmäßigen Abständen immer wieder einer Stärkung bedarf.

Drogenprobleme

s. Suchtprobleme

Drüsen (Glandulae)

Jede einzelne Drüse hat innerhalb des Gesamtorganismus/Körpers eine spezifische Aufgabe, die vielfach ineinanderspielen, wie z.B. innerhalb des sog. hormonellen Regelkreises. Sobald sich hier eine Drüsentätigkeit verändert, kann eine hormonelle Störung auftreten; deshalb ist es empfehlenswert, Vorsorge zu treffen, indem durch die „Persönlichkeitsblüten" die wahre Persönlichkeit gekräftigt und stabilisiert wird, was positive Auswirkungen auf die Tätigkeit aller Drüsen hat!

Durchfall (Diarrhö)

(s.a. Ärger, Angst, Belastung, Darm, Darmerkrankungen, Entzündung, Einheit von Körper–Geist–Seele, Erwartungshaltung, Gefühle, Kraftblüten, Leber, Selbstbewußtsein, Selbstmordversuch, Streß, Toleranz, Ungeduld, Verantwortungsbewußtsein)

Bei Durchfall ist zu unterscheiden, welche Ursache er hat, wie lange er bereits vorliegt bzw. in welchen Zeitabständen er auftritt. Dies dient zur diagnostischen Absicherung und bestimmt den gezielten Einsatz der Bach-Blüten.

Egoismus

(s.a. Angina pectoris, Angst, Blasenentzündung, Einheit von Körper–Geist–Seele, Erwartungshaltung, Gefühle, Herz, Hysterie, Kraftblüten, Krebs, Selbstbewußtsein, Selbstmordversuch, Sexualität, Streß, Toleranz, Ungeduld, Verantwortungsgefühl)

Die besondere Form der „Eigenliebe" ist ein wahres „Zeitgeistproblem" geworden, das gesellschaftlich bedingt ist. Jeder Mensch kann es jedoch für sich persönlich lösen, bevor seine Seele/Psyche Schaden nimmt, was sich organisch/körperlich manifestiert und insbesondere zu Herz-Kreislauferkrankungen sowie Erkrankungen des Urogenitaltraktes führen kann.

Eierstockentzündung (Oophoritis)

s. Gebärmuttererkrankungen

Eifersucht

(s.a. Angst, Blasenentzündung, Blutdruck, Egoismus, Einheit von Körper–Geist–Seele, Erwartungshaltung, Gefühle, Herz, Kraftblüten, Lebensfreude, Selbstbewußtsein, Selbstmordversuch, Toleranz, Verantwortungsbewußtsein)

Diese Form eines negativen „Seelenpotentials" ist neben Haß und Neid – welche dieselben krankmachenden Potentiale in sich bergen wie die Eifersucht – in der heutigen Zeit der Statussymbole und des „Besitzanhäufens" derartig verbreitet, daß fast von einer „Volkskrankheit" gesprochen werden kann, insbesondere dann, wenn man sich der organsprachlichen Auswirkungen dieser Gefühle auf die seelisch/psychische und die organisch/körperliche Situation eines Menschen bewußt ist: Sie beeinflussen die Funktion des Herzens und des gesamten blutversorgenden Systems, also den Blutdruck bzw. die Durchblutung.

Somit ist es besonders wichtig, daß auf die Gefühlswelt der Patienten mit diesen Krankheitsbildern geachtet und mit den entsprechenden Bach-Blüten eingewirkt wird. Erfahrungsgemäß sind dies folgende Blüten:

- Agrimony, insbesondere dann, wenn der Mensch sich eine eigene, perfekt scheinende Welt „zurechtgebastelt" und sich eine undurchdringliche Maske zugelegt hat;

- Aspen, da diese negativen „Seelenpotentiale" unbewußte und unnötige Ängste und Verunsicherungen verursachen, die wiederum zur Verstärkung der negativen „Seelenpotentiale" führen;
- Heather, da diese negative Gefühlswelt vor allem bei denjenigen Menschen besteht, die sich selbst als das Wichtigste und das Vollkommenste ansehen, was mit dieser Blüte sehr gut reguliert werden kann;
- Holly wird zu Hilfe genommen, da durch sie eine liebevolle Toleranz sich selbst sowie anderen Menschen gegenüber entwickelt werden kann;
- Honeysuckle hilft, bereits bestehende negative „Seelenpotentiale" aufzuarbeiten, und kann auch sehr gut angewendet werden, wenn ein solcher Entwicklungsprozeß bereits abgeschlossen scheint;
- Impatiens trägt als „Begleitblüte" dazu bei, Gelassenheit zu erlangen, damit die geschilderte Gefühlswelt nicht entstehen kann;
- Rock Water unterstützt diejenigen Menschen, die durch Selbstgerechtigkeit innerlich versteift sind, großzügiger und toleranter – vor allem anderen Menschen gegenüber – zu werden;
- Star of Bethlehem gleicht dramatische Situationen, die aufgrund der negativen Gefühle entstanden sind, aus und verhindert somit die Entwicklung krankmachender Faktoren;
- Water Violet ist fast identisch mit der Blüte Heather, mit dem Unterschied, daß durch Water Violet Arroganz ausgeglichen werden kann;
- White Chestnut hilft, Kopflastigkeit, durch die die negative Gefühlswelt häufig entsteht, zugunsten des Seelisch/Herzlichen zu regulieren;
- Wild Rose hilft dabei zu erkennen, was der einzelne Mensch für sich persönlich benötigt, und reguliert somit unnötige negative Gefühle.

Diese Blüten können je nach Bedarf entweder untereinander oder mit anderen Bach-

Blüten kombiniert werden, die in bezug auf die organisch/körperliche Symptomatik oder die Lebenssituation, die den Menschen besonders belastet, angewendet werden.

Einheit von Körper–Geist–Seele

Die Einheit von Körper–Geist–Seele ist in der heutigen Zeit zur Modeerscheinung der „esoterischen Szene", zu einer Art „Schlagwort" geworden, die in einer breitgefächerten Angebotspalette angestrebt wird, wobei sehr viele Suchende vollkommen in die Irre geführt worden sind bzw. werden.

Die Einheit von Körper–Geist–Seele ist nur dann zu erlangen, wenn die wahre Persönlichkeit und die Lebensaufgabe, die in der Seele des Menschen verankert ist, gefunden wurden. Ist sie erreicht, kann der Körper entweder gesunden oder er „strotzt" vor Gesundheit. Hierzu werden entsprechende Seminare sowie Literatur [3, 4, 5, 6, 7, 8] angeboten [2].

Eiterbildung

(s.a. Abszeß, Abwehrkräfte, Antibiotika-Beseitigung, Immunabwehr, Kraftblüten)
Die Bildung von Eiter bedeutet, daß sich in den Organismus Erreger einschleichen konnten. Es müssen vermehrt weiße Blutkörperchen (Leukozyten = Körperpolizei) gebildet werden, um diese wieder aus dem Körper zu entfernen. Der Eiter hat sich als Produkt des Stoffwechsels zwischen Erreger und weißen Blutkörperchen, die sich im Wundsekret verdicken, gebildet. Diese Ansammlung von körperfremdem Sekret bedeutet also eine überaktive Abwehrreaktion des Organismus/ Körpers, welche in unterschiedlicher Inten-

sität und an den verschiedensten Körperstellen sowie in allen Körperhöhlen ablaufen kann. Grundsätzlich muß die Entgiftung des Gesamtorganismus durch die „Entgiftungs-Blüten" erfolgen (mit der entsprechenden „Kraftblüte"), damit sich die Eiteransammlung so schnell wie möglich auflösen und keinerlei Folgeerscheinungen nach sich ziehen kann.

Ekzeme

(s.a. Abwehrkräfte, Antibiotika-Beseitigung, Haut, Kraftblüten)
Die Neigung zu Ekzemen deutet darauf hin, daß sich der Gesamtorganismus nicht mehr selbst reinigen kann. Die Entgiftung erfolgt nunmehr über die Haut, die rauh und entzündet ist. Es muß für eine Unterstützung der Stoffwechselvorgänge gesorgt werden, was mit den „Entgiftungs-Blüten" möglich ist. Dieser Vorgang ist durch eine „Kurtherapie" mit der Blüte Oak zu stabilisieren.

Elektrosmog

(s.a. Angst, Einheit von Körper–Geist–Seele, Kraftblüten, Selbstbewußtsein)
Es ist ein großes Problem unserer Zeit, daß viele Menschen unter „elektrotechnischen Verbindungsstellen" leiden, wenn z.B. Überlandstromleitungen, Fernseh- und Funkanlagen in ihrer nächsten Umgebung gebaut werden, durch deren „menschenunähnliche" Energie eine enorme organisch/körperliche Belastung entsteht.

Durch eine seelisch/psychische Stärkung mit Hilfe der Bach-Blüten ist es möglich, das Immunsystem der Betroffenen zu stabilisieren und auf ihre – sicherlich berechtigten – Ängste einzuwirken, so daß die Fremdbelastung nicht den Angriffspunkt finden kann, wie dies ohne Bach-Blüten der Fall ist.

---

[2] Seminare hierzu veranstaltet das „Info-Zentrum für Bach-Blütentherapie und andere natürliche Heilweisen für Mensch und Tier".

Entgiftung

s. Antibiotika-Beseitigung

Entschlackung

s. Antibiotika-Beseitigung

Enttäuschung

(s.a. Ärger, Angst, Belastung, Eifersucht, Einheit von Körper–Geist–Seele, Erwartungshaltung, Gefühle, Kraftblüten, Selbstbewußtsein, Selbstmordversuch, Sexualität, Toleranz, Ungeduld, Verantwortungsbewußtsein)
Es ist in der heutigen Zeit, in der die allgemeine Erwartungshaltung extrem „hochgeschraubt" ist, sehr schwierig, mit Enttäuschungen fertig zu werden, da die allgemeine Belastbarkeit nur gering ist und durch jede Enttäuschung noch mehr minimiert wird.
Eine allgemeine Stabilisierung der Belastbarkeit ist daher von besonderer Wichtigkeit, damit der Mensch mit allen Lebenssituationen entsprechend umgehen kann.

Entwässerung (Diurese)

s. Antibiotika-Beseitigung

Entwicklungsjahre

(s.a. Angst, Einheit von Körper–Geist–Seele, Erwartungshaltung, Gefühle, Kinder, Kraftblüten, Pubertät, Selbstbewußtsein, Selbstmordversuch, Sexualität, Toleranz, Ungeduld, Verantwortungsbewußtsein)
Diese Lebensphase ist für das gesamte nachfolgende Leben von existentieller Wichtigkeit, da in den sog. Entwicklungsjahren der letzte Stein für das Erwachsenenleben gelegt

wird – und dies für alle Lebenslagen im privaten wie im beruflichen Bereich.
Neben der entsprechenden erzieherischen Führung ist eine gezielte Bach-Blütentherapie eine umfassende Hilfe, bei der die Blüte Walnut immer Vorrang hat.

Entzündung (Inflammatio)

(s.a. Angst, Arthritis, Arthrose, Bewegungsapparat, Blasenentzündung, Chronisches Geschehen, Darmerkrankungen, Einheit von Körper–Geist–Seele, Erwartungshaltung, Gallenblasenentzündung, Gastritis, Gefühle, Heilungsverlauf, Knochen, Kraftblüten, Lebensfreude, Selbstbewußtsein, Selbstheilungskräfte, Selbstmordversuch, Ungeduld, Verantwortungsbewußtsein)
Eine Entzündung ist grundsätzlich ein Alarmzeichen dafür, daß entweder ein Organ bzw. Organsystem extrem stark angegriffen ist oder daß durch Fremdeinwirkung eine offene Verletzung entstanden ist und der Organismus sich entsprechend wehrt.
Es wird wenig berücksichtigt, daß eine Entzündung in bestimmten Stufen verläuft, was als „klassisches Entzündungsgeschehen" bezeichnet wird. Dieses wird jedoch durch die chemische Medikation der Schulmedizin generell unterbrochen. Dadurch wiederholen sich notgedrungen die Entzündungen, bis ein „natürlicher" Entzündungsablauf erfolgen und die körpereigene Abwehrreaktion bis zum Ende durchlaufen werden kann, ohne daß es vorzeitig zu einem chronischen Geschehen kommt. Hat sich ein akutes Geschehen zu einer Degeneration entwickelt, ist eine extreme Minderarbeit der betroffenen Gebiete entstanden, was wiederum zu Entzündungen führt. So entsteht ein endloser Teufelskreis, wobei eine ständige Neigung zu erneuten Entzündungen und weiteren Degenerationen vorgezeichnet ist.
Dies ist meistens der „Ist-Zustand", der sich in naturheilkundlichen Praxen zeigt und der

mit den folgenden Bach-Blüten entsprechend den organisch/körperlichen Möglichkeiten reguliert werden kann:

– Agrimony: Besonders die von chronisch-degenerativen Entzündungen betroffenen Patienten haben sich durch die lange Leidenszeit eine Maske aufgesetzt, die ihnen sehr schadet und zu immer neuen entzündlichen Prozessen führt, da sie sich nicht anmerken lassen wollen, welche Schmerzen jede Bewegung mit sich bringt;
– Beech: Hier gilt dasselbe wie für Agrimony; darüber hinaus hilft diese Blüte den Betroffenen, die eine extreme, an eine persönliche „Vergewaltigung" grenzende Selbstdisziplin zeigen;
– Centaury ist eine der „Entgiftungs-Blüten" und fördert die Selbstheilungskräfte;
– Chicory ist eine der „Entgiftungs-Blüten" und hilft, den momentanen Zustand zu akzeptieren;
– Crab Apple ist eine der „Entgiftungs-Blüten" und trägt vor allem dazu bei, „schmerzhafte" Erinnerungen zu verarbeiten;
– Gorse verhilft zur sofortigen Aktivierung der Selbstheilungskräfte;
– Holly normalisiert akute entzündliche Prozesse, so daß ein Heilungsverlauf erfolgen kann;
– Hornbeam ist eine ständig benötigte „Kraftdusche", insbesondere bei bereits degenerativen Prozessen;
– Impatiens hilft, Handlungen und Bewegungen, die aus Ungeduld und falsch verstandenem Pflichtgefühl heraus erfolgen und die negative Folgen haben, zu vermeiden;
– Oak vermittelt Kraft und Mut sowie Durchhaltevermögen;
– Olive vermittelt Energie, insbesondere dann, wenn sich bereits chronische Prozesse an den inneren Organen entwickelt haben;
– Rock Water: Entzündliche und degenerative Prozesse sind insbesondere bei denjenigen zu finden, die starr nur ihre eigenen Ansichten nach außen vertreten;

– Sweet Chestnut vermittelt Energie, wenn die entzündlichen Prozesse beendet sind;
– White Chestnut hilft denjenigen, die durch ihre extreme Kopflastigkeit ihr eigener „Feind" geworden sind und ständig zu Entzündungen, gleichgültig welcher Art, neigen;
– Wild Rose ist eine der „Entgiftungs-Blüten" und hilft dabei, daß der Betroffene seinen Zustand, wenn dieser kaum mehr verbessert werden kann, akzeptiert, so daß sich wieder Freude am Leben aufbauen kann, was wiederum die gesamte Lebensqualität erhöht;
– Willow gleicht innere und äußere Verspannungen aus, was besonders alle Bewegungstherapien unterstützt.

Epilepsie (Fallsucht)

(s.a. Angst, Belastung, Einheit von Körper–Geist–Seele, Erwartungshaltung, Gefühle, Kraftblüten, Selbstbewußtsein, Selbstmordversuch, Toleranz, Trauma, Ungeduld, Verantwortungsbewußtsein)
Bei dieser Form eines genetischen Defektes innerhalb des Gehirnzentrums, der durch einen Schreck und/oder ein traumatisches Erlebnis ausgelöst wird, hilft die Bach-Blütentherapie, dieses Ereignis besser zu verarbeiten.

Erbrechen (Emesis)

Bei einer verstärkten Neigung zum Erbrechen ist eine diagnostische Abklärung erforderlich, während bei akutem Erbrechen die Gabe der Rescue Remedy sowie der Blüte Oak sofortige Hilfe bringt.

Erdstrahlen

(s.a. Elektrosmog)
Die Erdstrahlen sind für immer mehr Menschen zu einer extremen Belastung gewor-

den, die – und dies ist mittlerweile „wissenschaftlich" nachgewiesen – krank macht und sogar die Krebs- und Tumorbildung fördert, da die Belastbarkeit der Menschen, insbesondere in Hochhäusern aus „modernem" Stahlbeton mit vielen Wasser- und Elektroleitungen, herabgesetzt ist.

Dieser krankmachende Faktor besteht jedoch nicht nur in Hochhausgegenden, denn auch die Leitungen für z.B. Telefon und Kabelfernsehen und Stromleitungen und Fernsehantennen über der Erde bedeuten eine Belastung durch Erdstrahlen, so daß die Menschen von Strahlen umgeben sind, welche auf die „normalen" Erdstrahlen negativ einwirken.

Durch die Bach-Blüten besteht die Möglichkeit, seelisch/psychisch positiv auf den Menschen einzuwirken, was sich auch organisch/körperlich bemerkbar macht, insbesondere dann, wenn sich bereits eine krankhafte Symptomatik manifestiert hat.

Erkältung

s. Abwehrkräfte, Atemwegserkrankungen, Antibiotika-Beseitigung, Entzündung, Erschöpfung, Fieber, Immunabwehr, Kraftblüten

Erregung

(s.a. Ärger, Angst, Belastung, Einheit von Körper–Geist–Seele, Erwartungshaltung, Gefühle, Kraftblüten, Selbstbewußtsein, Selbstmordversuch, Sexualität, Toleranz, Ungeduld, Verantwortungsbewußtsein)

Die Neigung zu Erregungszuständen ist meistens die Folge von extremer Überbelastung sowie der daraus entstandenen, herabgesetzten allgemeinen Belastbarkeit.

Erschöpfung (Lassitudo)

(s.a. Ärger, Angst, Abwehrkräfte, Belastung, Einheit von Körper–Geist–Seele, Erwar-

tungshaltung, Gefühle, Kraftblüten, Selbstbewußtsein, Selbstmordversuch, Sexualität, Streß, Toleranz, Überforderung, Ungeduld, Verantwortungsbewußtsein)

Es ist zu unterscheiden, ob es sich um eine geistige Erschöpfung handelt, welche durch zu intensive, konzentrierte Arbeit entstanden ist, oder um eine Erschöpfung, die auf eine körperliche Überbeanspruchung schließen läßt, wobei die beiden Auslöser häufig nicht voneinander zu trennen sind.

Erschöpfungszustände – vollkommen gleichgültig, aus welchem Grund sie sich entwickelt haben – sind die grundlegende Ursache für eine besondere Anfälligkeit, insbesondere für Infekte und Unfälle. Der Betroffene hat keinerlei Kraftreserven mehr aufzuweisen und stellt somit – anders als ein energiegeladener Mensch – ein willkommenes „Opfer" für ein noch so harmloses Virus dar, woraus sich eine dramatische Erkrankung entwickeln kann.

Erschrecken

(s.a. Ärger, Angst, Belastung, Einheit von Körper–Geist–Seele, Erschöpfung, Erwartungshaltung, Gefühle, Kraftblüten, Lebensangst, Selbstbewußtsein, Selbstmordversuch, Traumen, Überforderung, Verantwortungsbewußtsein)

Der seelisch/psychische „Effekt" des Erschreckens ist meistens äußerlich sichtbar, indem sich die Gesichtsfarbe des Betroffenen verändert und der Körper zu zittern beginnt. Im Inneren finden noch weitaus gravierendere Abläufe statt, welche u.U. organisch/körperliche Folgen nach sich ziehen, wobei es darauf ankommt, wie stabil der Mensch seelisch/psychisch zum Zeitpunkt des Erschreckens ist.

Wichtig ist grundsätzlich, daß das „traumatische" Erlebnis aus diesem Menschen eliminiert wird. Als „Erste Hilfe" dient die Rescue Remedy, an die sich eine differenzierte fortführende Bach-Blütentherapie anschließt.

Erste Hilfe

s. Unfall

Erwartungshaltung

Es ist eine problematische Zeiterscheinung, daß die Menschen eine übersteigerte Erwartungshaltung entwickelt haben, die u.a. ein Produkt der Medienlandschaft ist. Sie kann für den einzelnen schädigend sein, da eine Enttäuschung vorprogrammiert und somit ein weiterer Faktor dafür geschaffen ist, daß entsprechend disponierte, also seelisch/psychisch labile Patienten in ein tiefes „Loch" fallen, aus dem sich eine Depression entwickeln kann, die bis zum Selbstmordversuch gehen kann.

Im Therapiegespräch ist diese menschliche „Fehlhaltung" auf der „Gefühlsskala" herauszukristallisieren und mit Hilfe der Bach-Blüten auszugleichen.

Fettleibigkeit (Adipositas)

(s.a. Angst, Einheit von Körper–Geist–Seele, Erwartungshaltung, Fettsucht, Gefühle, Kraftblüten, Lebensfreude, Selbstbewußtsein, Selbstmordversuch, Sexualität, Toleranz, Ungeduld, Verantwortungsbewußtsein)

Die Fettleibigkeit ist ein rein seelisch/psychisches Problem, das sich organisch/körperlich ausdrückt. Die Betroffenen benutzen die Ernährung zum Aufbau eines „Schutzpanzers", welcher ihre innere Schwäche und Hilflosigkeit verbergen soll, da man ja „groß und stark" ist. In vielen Fällen, wie z.B. bei Liebeskummer oder nach einer Trennung/Tod, ist dies nur eine vorübergehende Erscheinung.

Mit der Bach-Blütentherapie kann die Ursache der Fettleibigkeit ausgeglichen werden, wobei der Aufbau eines echten Selbstbewußtseins immer Vorrang hat.

Fettsucht

(s.a. Fettleibigkeit)

Fettsucht ist die manifestierte Fettleibigkeit, wobei sich bereits durch die langandauernde „Freßlust" der gesamte Stoffwechsel sowie die Drüsentätigkeit derartig verändert haben, daß von einem krankhaften Zustand gesprochen werden kann. Auch hier kann durch die Bach-Blütentherapie einerseits der wahre Grund für die Erkrankung reguliert werden, andererseits auf die sich zeigende organisch/körperliche Symptomatik eingewirkt werden, wobei natürlich auf eine Veränderung der Eß- und Trinkgewohnheiten gezielt werden muß.

Fieber (Febris)

(s.a. Abwehrkräfte, Antibiotika-Beseitigung, Heilungsverlauf, Immunabwehr, Kraftblüten, Selbstheilungskräfte)

Die „Modeerscheinung" der fiebersenkenden, chemischen Medikation wird bereits bei Kleinkindern im Anfangsstadium von Fieber angewandt. Fieber ist eine körpereigene Reaktion. Durch das Überstehen von Fieber werden die Abwehrkräfte des Organismus gestärkt, während jede Unterdrückung die körpereigene Abwehr immer mehr minimiert.

Eine geschwächte Immunabwehr ist der Grund für die extreme Neigung vieler Menschen zu Infektionen und Infekten, die nicht nur von Viren ausgelöst werden, sondern von allen Mikroorganismen, deren Anzahl – laut der modernen Wissenschaft – in erschreckendem Maß zugenommen hat und die zum größten Teil noch nicht „erforscht" sind.

So ist es innerhalb der naturheilkundlichen Therapien sogar häufig notwendig, „künstliches" Fieber – sog. Heilfieber – zu provozieren, damit der Organismus wieder lernt, entsprechend zu reagieren und nicht nur die Immunabwehr gestärkt wird, sondern auch Krankheitskeime ausgeschieden werden. Dadurch wird eine gefestigtere körperliche Disposition geschaffen, die Rückfälle, die die körpereigene Abwehr schwächen würden, verhindert.

Fieber ist mit dem gezielten Einsatz der Bach-Blüten sehr leicht zu durchleben, wobei je nach Anstieg der Körpertemperatur zusätzlich Wadenwickel mit Essigessenz angebracht sind, so daß sich die Körpertemperatur ausgleichen kann, indem durch die feuchten Wickel Hitze entzogen wird.

Die Bach-Blüten helfen nicht nur, die körperliche Reaktion auf körperfremde Eindringlinge in Grenzen zu halten, sondern stabilisieren auch das innere Gleichgewicht des Erkrankten, was ein äußerst wichtiger Faktor für die Gesundung ist und den Aufbau der Immunabwehr ist.

Folgende Bach-Blüten helfen bei Fieber:
- Rescue Remedy/Scleranthus: Diese beiden Blüten werden zu Beginn des Fiebers in einmaliger Dosis von je 3 Tropfen in ein Glas mit Flüssigkeit gegeben, wodurch erreicht wird, daß der Organismus angemessen reagieren kann;
- Cherry Plum hilft, das Fieber zu normalisieren, wenn es in zu hoher Körpertemperatur auszuarten droht;
- Holly wirkt vor allem, wenn immer wieder Fieberschübe und indifferente Fieberattacken auftreten, was besonders bei kleinen Kindern der Fall ist, ohne daß sich ein Krankheitsbild zeigt;
- Hornbeam dient zur Stärkung und sollte sofort zu Beginn des Fiebers verabreicht werden;
- Impatiens wird angewendet, wenn der Erkrankte sehr unruhig und ungeduldig ist, was die Körpertemperatur in die Höhe treiben kann, dies jedoch nicht der normalen organischen Reaktion entspricht und somit enormen Schaden anzurichten vermag;
- Olive ist insbesondere als „Kraftblüte" ge-

eignet, wenn Atemwegserkrankungen sowie Darminfektionen auftreten, da diese Blüte gleichzeitig die Schleimhäute stärkt;
- Rock Water wird angewendet, wenn der Erkrankte eine innerliche Verkrampfung zeigt, wodurch das Fieber ebenfalls ansteigen und sich der Allgemeinzustand verschlimmern kann, da sich dies auf den Kreislauf niederschlägt;
- Wild Oat wird situativ angewendet, wenn das Fieber nicht weichen will bzw. innerhalb einiger Tage immer wieder auftritt.

Die Anwendung der Bach-Blüten bei Fieber erfolgt grundsätzlich kurzfristig und richtet sich generell nach dem organisch/körperlichen sowie dem seelisch/psychischen Zustand des Erkrankten, wobei die aufgeführten Bach-Blüten die wichtigsten sind, jedoch jederzeit mit weiteren Blüten kombiniert werden können, wenn der Allgemeinzustand des Erkrankten dies erforderlich macht.

Fistel (Fistula)

(s.a. Abwehrkräfte, Antibiotika-Beseitigung, Immunabwehr, Kraftblüten)
Eine Fistel ist eine röhrenartige Ausbuchtung, die bereits angeboren ist oder sich durch eine Verletzung entwickelt hat und von Körperhöhlen ausgeht. Diese können in Intervallen durch die „Entgiftungs-Blüten" gereinigt werden, wobei die Blüte Oak das umliegende Gewebe stärkt.

Flatulenz

(s.a. Ärger, Angst, Belastung, Blähungen, Darm, Darmerkrankungen, Einheit von Körper–Geist–Seele, Erwartungshaltung, Gefühle, Kraftblüten, Selbstbewußtsein, Selbstmordversuch, Toleranz, Ungeduld, Verantwortungsbewußtsein)
Als Flatulenz werden extreme Blähungen bezeichnet. Hier sind die Bach-Blüten ebenfalls wirksam.

Flechten (z.B. Lichen, Tinea, Pityriasis)

(s.a. Abwehrkräfte, Antibiotika-Beseitigung, Haut, Immunabwehr, Kraftblüten)
Flechtenbildung bedeutet, daß sich eine lokale Infektion manifestiert hat, die sich über die Haut ausbreitet. Ihre tatsächliche Ursache liegt meistens im Darm bzw. der Darmflora. Es sollte eine Entgiftung durch die Blüte Olive und gleichzeitig eine Behandlung der Hautinfektion durch die äußerliche Anwendung einer Crememischung aus den Blüten Holly und Oak erfolgen. Olive muß nach der Entgiftung noch mindestens weitere 3 Monate lang gegeben werden, um eine entsprechende Kräftigung der Darmschleimhaut möglich zu machen, wobei die Darmflora durch andere entsprechende naturheilkundliche Methoden aufgebaut werden muß.

Flugreisen

(s.a. Geschäftsreisen)
In der heutigen Zeit sind viele Menschen aus beruflichen Gründen mit dem Flugzeug unterwegs, wobei nicht nur enorme Entfernungen, sondern auch klimatische Umstellungen verkraftet werden müssen. Dies geht auf Kosten der Gesundheit, da der Organismus/Körper diese schnellen „Wechselduschen" nicht verkraftet, ohne dabei Schaden zu erleiden. Die Bach-Blüten, insbesondere die folgenden Blüten, können hier über die seelisch/psychische Komponente ausgleichend wirken:
– Hornbeam,
– Holly,
– Gorse,
– Centaury,
– Oak.
Der Betroffene sollte bereits 1 Tag vor Reiseantritt von jeder Blüte 3 Tropfen in 1 Glas Flüssigkeit zu sich nehmen.

Frakturen

(s.a. Angst, Bewegungsapparat, Einheit von Körper–Geist–Seele, Heilungsverlauf, Knochen, Kraftblüten, Selbstbewußtsein, Selbstheilungskräfte, Selbstmordversuch, Ungeduld)
Bei Frakturen ist eine fachmännische schulmedizinische Grundversorgung Voraussetzung für eine Heilung des verletzten Knochens. Sie kann sehr effektiv durch Bach-Blüten unterstützt werden:
– Rescue Remedy und Scleranthus dienen als Erst-Versorgung dazu, daß die durch den Unfall entstandene Schocksituation ausgeglichen werden kann und somit die Heilungsprozesse ohne Verzögerung eingeleitet werden können, und zur Linderung extremer Schmerzen;
– Centaury aktiviert die Selbstheilungskräfte;
– Honeysuckle dient zur Aufarbeitung der Erinnerung an den Unfall; dadurch kann eine Verunsicherung vermieden werden, durch die sich Ängste aufbauen, die wiederum erneut zu Unfällen führen;
– Hornbeam dient als allgemeine „Kraftdusche" für die Selbstheilungskräfte und gleichermaßen zur seelisch/psychischen Stabilisierung;
– Impatiens hilft, die Verlangsamung des Heilungsprozesses durch die Entstehung von Ungeduld und/oder erneute Verunfallungen durch verfrühte Belastung zu verhindern;
– Oak verhilft zur für die Heilung nötigen Kraft und Energie und unterstützt die Wirkung der Blüte Impatiens;
– Walnut hilft, die Bewegungsmöglichkeit zu stabilisieren, wenn die Gipsverbände und/oder eine Nagelung entfernt werden;
– Wild Oat ist bei schwierigen und komplizierten Frakturen wirksam, bei denen eine Verzögerung des Zusammenheilens anhand von Röntgenaufnahmen festgestellt worden ist.
Insbesondere bei Frakturen ist es wichtig, daß nicht nur auf das Persönlichkeitsbild des

Verunfallten eingegangen wird, sondern auch auf den Grad der Verletzung. Mit Bach-Blüten können nicht nur das Zusammenheilen des Knochens und die Bildung von neuem Kallus gefördert werden; auch die Verträglichkeit von Fremdmaterialien bzw. ihre Entfernung nach Trümmerbrüchen können beispielsweise gezielt unterstützt werden:

- Centaury, s.o.;
- Cherry Plum lindert starke Schmerzattacken, die häufig nach der Abnahme des Gipses durch Muskelatrophie sowie die Frakturnarbe auftreten;
- Chicory ist ein Bestandteil der „Entgiftungs-Blüten";
- Crab Apple ist nicht nur ein Bestandteil der „Entgiftungs-Blüten", sondern unterstützt auch die Blüte Honeysuckle;
- Gorse verhilft den Selbstheilungskräften dazu, ohne Verzögerung aktiv zu werden;
- Honeysuckle, s.o.;
- Hornbeam, s.o.;
- Impatiens, s.o.;
- Mimulus hilft, Verunsicherungen und Ängste, die sich bereits entwickelt haben, auszugleichen;
- Oak, s.o.;
- Wild Rose ist ein Bestandteil der „Entgiftungs-Blüten" und dient darüber hinaus dazu, daß der Gesundungsprozeß als vollkommen normal angenommen werden kann.

Durch den Einsatz der Bach-Blüten kann der Aufbau von atrophierter Muskulatur unterstützt werden.

Freßlust

s. Fettsucht

Frigidität

(s.a. Angst, Belastung, Blasenentzündung, Brüste, Einheit von Körper–Geist–Seele, Erwartungshaltung, Gefühle, Kraftblüten, Krebs, Lebensfreude, Selbstbewußtsein, Selbstmordversuch, Sexualität, Toleranz, Verantwortungsbewußtsein)

Insbesondere in der heutigen Zeit mit der absoluten Überbewertung des Geschlechtsaktes sowie der Überforderung vieler Frauen, die im Berufsleben sowie als Ehefrau und Mutter „ihren Mann zu stehen haben", ist es für viele nicht möglich, die sexuellen Bedürfnisse ihres Partners zu befriedigen. Sie werden dabei sehr schnell als „frigide", also gefühlskalt bezeichnet. Ursache ist aber letztendlich eine totale Überlastung und das Gefühl, „keine Lust mehr zu haben", vor allem dann, wenn die Partnerschaft nicht zur Zufriedenheit der Frau verläuft.

Frösteln

(s.a. Angst, Belastung, Einheit von Körper–Geist–Seele, Erwartungshaltung, Kraftblüten, Selbstbewußtsein, Selbstmordversuch, Toleranz, Ungeduld, Verantwortungsbewußtsein)

„Frösteln ist nicht gleich Frösteln": Es ist u.U. Ausdruck einer tiefsitzenden Angst oder aber ein Symptom, z.B. extrem niederen Blutdrucks, was diagnostisch abgeklärt werden muß.

Frühjahrsmüdigkeit

Frühjahrsmüdigkeit ist eine „Modeerscheinung", die zurückzuführen ist auf zu wenig Bewegung in den Wintermonaten und zu reichhaltiges Essen und Trinken. Dadurch hat sich „akuter" Sauerstoffmangel entwickelt, der sich als Müdigkeit zeigt, da der minimierte Sauerstoffgehalt innerhalb des gesamten Zellgewebes nicht für die nötige Stoffwechseltätigkeit ausreicht. Durch eine Entgiftung mit Hilfe der Bach-Blütentherapie, die unterstützt wird durch die Blüte Hornbeam, kann Erleichterung verschafft werden.

Frust

s. Ärger, Angst, Belastung, Einheit von Körper–Geist–Seele, Erwartungshaltung, Gefühle, Kraftblüten, Labilität, Selbstbewußtsein, Selbstmordversuch, Sexualität, Toleranz, Ungeduld, Verantwortungsbewußtsein.

Furunkel (Furunculus)

s. Abwehrkräfte, Eiterbildung, Haut, Immunabwehr, Kraftblüten

Fußgicht (Großzehengrundgelenksgicht, Podagra)

s. Gicht

Fußpilz (Fußmykose, Tinea pedis)

(s.a. Abwehrkräfte, Antibiotika-Beseitigung, Immunabwehr, Kraftblüten, Mykosen)
Der Pilzbefall an den Füßen ist durch die Bach-Blütentherapie nur bedingt zu behandeln, indem die betroffenen Stellen mit der Notfallcreme versorgt werden bei gleichzeitiger innerer wie äußerer Gabe der „Entgiftungs-Blüten".

Fußrheuma

s. Rheuma

Fußschweiß (Hyperhidrosis)

(s.a. Angst, Belastung, Einheit von Körper–Geist–Seele, Erwartungshaltung, Gefühle, Kraftblüten, Selbstbewußtsein, Selbstmordversuch, Toleranz, Ungeduld, Verantwortungsbewußtsein)
Die Bildung von Fußschweiß hat eine rein seelisch/psychische Ursache, wobei die äußeren Umstände, wie z.B. falsches Schuhwerk, lediglich Auslöser sind. Die Betroffenen trauen sich nicht, wichtige Schritte im Leben zu machen, wobei der Schweiß an den Füßen zum Ausdruck bringt, wie dieser Mensch innerlich ins Schwitzen geraten ist. Die Bach-Blüten können hier über den Aufbau des Selbstbewußtseins wirksam sein.

Gallenblasenentzündung (Cholangitis, Cholangiolitis)

(s.a. Ärger, Angst, Belastung, Einheit von Körper–Geist–Seele, Entwicklungsjahre, Entzündung, Erwartungshaltung, Frigidität, Gefühle, Kraftblüten, Lebensfreude, Pubertät, Selbstbewußtsein, Selbstmordversuch, Sexualität, Toleranz, Ungeduld, Verantwortungsbewußtsein)
Eine Entzündung der Gallenblase ist mit den Bach-Blüten seelisch/psychisch und organisch/körperlich auszugleichen. Jede Erkrankung der Gallenblase ist Ausdruck einer tiefen Duldsamkeit und vieler ertragener „Nackenschläge". Dies ist jedoch nicht unbedingt sofort ersichtlich, sondern kann in aller Stille ablaufen, was mit einer extremen seelisch/psychischen Empfindlichkeit der Betroffenen zusammenhängt.

Gallenkolik (Colica hepatica)

(s.a. Gallenblasenentzündung, Gallensteinbildung)
Die extremste Alarmstufe des beschriebenen seelisch/psychischen Zustandes ist das Auftreten einer Gallenkolik, wobei bereits eine

Gallenblasenentzündung – wie jede Art von Entzündung – als Alarm bezeichnet werden kann. Die Kolik bedeutet, daß dieser Mensch nunmehr einen seelisch/psychischen „Verschlußzustand" erreicht hat, vergleichbar mit dem Bild des „Wassereimers", der nicht nur übergelaufen, sondern umgekippt ist.

Mit der Rescue Remedy sowie der gleichzeitigen Gabe der Blüten Hornbeam, Holly, Cherry Plum ist es möglich, die enormen Schmerzen zu minimieren und im Anschluß daran gezielt auf den seelisch/psychischen Notzustand einzugehen.

Gallenkonkremente

s. Gallensteinbildung

Gallensteinbildung (Cholelithiasis, Choledocholithiasis)

(s.a. Ärger, Angst, Belastung, Einheit von Körper–Geist–Seele, Entwicklungsjahre, Erwartungshaltung, Frigidität, Gallenblasenentzündung, Gefühle, Kraftblüten, Lebensfreude, Pubertät, Selbstbewußtsein, Selbstmordversuch, Sexualität, Toleranz, Ungeduld, Verantwortungsbewußtsein)

Die Neigung zur Gallensteinbildung ist organsprachlich folgendermaßen zu interpretieren: Der Mensch ist durch den Druck, den er selbst auf sich bzw. den andere auf ihn ausüben, „innerlich versteinert". Er hat zu lernen, dies nicht mehr zuzulassen.

Gastritis

(s.a. Ärger, Angst, Belastung, Egoismus, Einheit von Körper–Geist–Seele, Erwartungshaltung, Gefühle, Heilungsverläufe, Kraftblüten, Selbstbewußtsein, Selbstheilungskräfte,

Selbstmordversuch, Sexualität, Toleranz, Ungeduld, Verantwortungsbewußtsein)

Die als Gastritis bezeichnete Magenschleimhautentzündung ist nicht ausschließlich als Organerkrankung zu therapieren, sondern insbesondere in ihrer organsprachlichen Bedeutung: Diese Art des menschlichen Hilfeschreies bedeutet, daß der Betroffene mit seiner gesamten Lebensführung unzufrieden, wenn nicht gar bereits „gefrustet" ist. Er bringt dies jedoch nach außen hin nicht zum Ausdruck. Die Unzufriedenheit und die Tatsache, daß sich nichts ändert, belasten ihn so, daß die Magenschleimhaut derart gereizt ist, daß sie sich „selbst entzündet", wozu keinerlei äußere Reize – wie z.B. Nahrung – nötig sind. Dies kann weitere Magenerkrankungen und/oder Erkrankungen des Zwölffingerdarmes hervorrufen, wobei der Magenausgang sowie der oberste Teil des Zwölffingerdarmes organsprachlich nicht trennbar sind.

Folgende Bach-Blüten helfen seelisch/psychisch sowie organisch/körperlich:

– Agrimony hilft, die aufgesetzte Maske zu „lockern" und die eigene Persönlichkeit zum Ausdruck zu bringen;

– Beech trägt dazu bei, die innere Erstarrung sowie die daraus entstandene Härte sich selbst sowie den Mitmenschen gegenüber zu beseitigen, und erleichtert somit das gesamte Leben;

– Chestnut Bud hilft dem Menschen, aus bereits gemachten Fehlern zu lernen, sich so das Leben zu erleichtern und notwendige Änderungen in die Wege zu leiten;

– Gorse bewirkt, daß die notwendigen Entwicklungsprozesse und Veränderungen ohne Verzögerung erfolgen können;

– Heather hilft denjenigen Menschen, die sich ständig als das Allerwichtigste der Welt ansehen, und die Erkrankungen und ständige Verletzungen als Mittel benutzen, um auf sich aufmerksam zu machen;

– Holly verhilft zur Entwicklung einer liebevollen Toleranz sich selbst und anderen gegenüber, wodurch notwendige Änderun-

gen erkannt und durchgeführt werden können;
- Honeysuckle hilft, belastende Vergangenheitserlebnisse zu verarbeiten, so daß das reale Leben wieder zu erkennen ist;
- Hornbeam bedeutet die absolute „Kraftdusche";
- Impatiens verhilft zu Ruhe und Gelassenheit, wodurch nicht nur das Leben mit anderen Augen gesehen werden kann, sondern auch notwendige Änderungen erfolgen können;
- Mimulus reguliert bestimmte Ängste und Verunsicherungen, die allgemein als „Hemmschuh des Lebens" zu bezeichnen sind;
- Oak vermittelt Mut und Durchhaltevermögen für alle Lebenslagen;
- Pine hilft dem Betroffenen, sich zu entspannen und somit das Leben realistischer zu betrachten und entsprechend zu handeln;
- Rock Water hilft insbesondere denjenigen, die überkorrekt sind und damit auf sich selbst – wie auch auf andere – extremen Druck ausüben;
- Scleranthus hilft, das durch bestimmte Ereignisse verlorengegangene innere Gleichgewicht wiederzuerlangen und somit die notwendigen Entwicklungsprozesse in Gang zu setzen;
- Star of Bethlehem bewirkt, daß „Schocksituationen" so verarbeitet werden können, daß ein normales und realistisches Leben geführt werden kann;
- Sweet Chestnut vermittelt Kraft und Energie in schwierigsten Lebenssituationen;
- Vine läßt den Betroffenen erkennen, daß nach einer extremen Anspannung eine entsprechende Entspannung erfolgen muß, damit neue seelische wie auch körperliche Kraft geschöpft werden kann, was insbesondere für „arbeitswütige" Menschen lebenswichtig ist;
- Walnut hilft in allen Entscheidungs- und Veränderungsphasen, die persönliche Entscheidungskraft zu erhalten;
- Water Violet hilft besonders denjenigen, die eine derartige Arroganz entwickelt haben, daß nur sie selbst zählen, was nicht unbedingt direkt zum Ausdruck gebracht werden muß, sondern indirekt innerhalb eines Therapiegespräches vermittelt wird;
- White Chestnut hilft Menschen, die absolut „kopflastig" sind und dies voll und ganz ausleben, wodurch das persönliche wie auch das Leben der Mitmenschen extrem erschwert wird;
- Wild Rose hilft, die Realität zu erkennen und dementsprechend zu leben;
- Willow trägt dazu bei, daß das Leben leichter genommen werden kann, was für viele Lebensbereiche Grundvoraussetzung ist.

So kann also die Magenschleimhautentzündung über die organsprachliche Bedeutung kausal behandelt werden. Die umfangreiche Blütenerklärung ist notwendig, damit innerhalb des Therapiegespräches der wahre Hintergrund der Erkrankung erforscht und reguliert werden kann.

Gebärmuttererkrankungen

(s.a. Angst, Belastung, Brüste, Eifersucht, Einheit von Körper–Geist–Seele, Entzündung, Erwartungshaltung, Frigidität, Gefühle, Kraftblüten, Krebs, Lebensangst, Menstruation, Myom, Selbstbewußtsein, Selbstmordversuch, Sexualität, Toleranz, Verantwortungsbewußtsein)

Die Erkrankungen der Gebärmutter (Uterus), der angrenzenden Eileiter (Tuba uterina, Tube) und der Eierstöcke (Ovarien) sind rein seelisch/psychischer Natur. Sie sind engstens mit der Sexualität und der Liebe verbunden, damit, wie die erkrankte Frau ihre Sexualität auslebt und wie die Partnerschaft empfunden wird. Äußere Faktoren, wie z.B. Geburten oder auch witterungsbedingte Stimmungen, können Auslöser für Gebärmuttererkrankungen sein, sind jedoch nicht ihr ursächlicher Grund.

Geburt und Geburtsvor-bereitung/-nachsorge

(s.a. Angst, Belastung, Einheit von Kör-per–Geist–Seele, Erwartungshaltung, Gefüh-le, Kraftblüten, Neugeborene, Selbstbewußt-sein, Selbstmordversuch, Sexualität, Verant-wortungsbewußtsein)

Mittels der Bach-Blüten ist eine Begleitung durch die gesamte Schwangerschaft sowie eine Geburtsvorbereitung und -nachsorge möglich. Durch sie verlaufen Schwanger-schaft und Geburt weitaus unkomplizierter. Auch ohne eine Betreuung während der Schwangerschaft können die Geburtsabläufe durch Bach-Blüten erleichtert werden.

Während der Stillzeit können alle seelisch/ psychischen wie auch organisch/körper-lichen Probleme, die nach einer Geburt even-tuell auftreten, ausgeglichen werden.

Die Anwendung der Bach-Blüten richtet sich nach dem seelisch/psychischen Zu-stand der Schwangeren/Gebärenden/jun-gen Mutter, da er das organisch/körperliche Wohlbefinden bestimmt, insbesondere dann, wenn das Kind nicht erwünscht ist und/oder das soziale Umfeld der Frau Pro-bleme aufwirft.

Geburtsneurose

Eine „Neurose" nach der Geburt bedeutet keineswegs ein manifestes Krankheitsbild, sondern ist die momentane Hilflosigkeit der jungen Mutter, die einerseits Schwierigkeiten mit der beendeten Schwangerschaft und dem Geburtsvorgang und andererseits Ängste vor der Zukunft hat. Durch die Bach-Blütenthe-rapie kann der Neubeginn eines gravierenden Lebensabschnittes erleichtert werden. Be-sonders die folgenden Bach-Blüten sind hilf-reich:

– Hornbeam,
– Holly,
– Centaury,

– Walnut,
– Oak.

Durch sie erhält die Mutter sowohl seelische als auch körperliche Kraft und liebevolle Toleranz für den Umgang mit dem Kind, wodurch die Gewöhnung an die neuen, un-gewohnten Lebensumstände erleichtert wird.

Gefühle

(s.a. Ärger, Angst, Belastung, Einheit von Körper–Geist–Seele, Erwartungshaltung, Kraftblüten, Selbstbewußtsein, Selbstmord-versuch, Sexualität, Toleranz, Ungeduld, Ver-antwortungsbewußtsein)

Es ist in der heutigen Zeit nicht einfach, seine wahren Gefühle zu zeigen bzw. auszuleben und wenn nötig, diese auch entsprechend „loszulassen", wodurch das Leben enorm er-leichtert werden kann. Durch die Bach-Blü-ten wird dies unterstützt, wobei gezielt auf die seelisch/psychische Ist-Situation des Patien-ten eingegangen wird.

Gehirnschlag (Apoplex, Apoplexia cerebri)

Der Gehirnschlag ist eine „Verschlußsituati-on", die durch die Bach-Blüten nicht aufge-löst werden kann. Es ist jedoch möglich, die gesamte seelisch/psychische Notlage des Be-troffenen – und auch die seiner Angehörigen – auszugleichen.

Gelbsucht (Hepatitis)

s. Abwehrkräfte, Antibiotika-Beseitigung, Entzündung, Gallenblasenentzündung, Gallensteinbildung, Immunsystem, Kraft-blüten

Gelenkentzündung

s. Arthritis, Bewegungsapparat, Entzündung, Knochen, Kraftblüten

Gelenkerkrankungen

s. Arthritis, Arthrose, Bewegungsapparat, Chronisches Geschehen, Knochen, Kraftblüten, Muskelverkrampfungen

Gelenkrheuma

s. Rheuma

Gelenkschmerzen

s. Rheuma, Schmerzen

Genesung

s. Rekonvaleszenz

Geschäftsreisen

(s.a. Flugreisen)
In unserer schnellebigen Zeit müssen Geschäftsreisende häufig sofort nach der Fahrt an einer ebenfalls anstrengenden Besprechung teilnehmen, die ihre ganze körperliche und psychische Konzentration fordert. Die Bach-Blüten stellen eine große Hilfe dar, wenn bereits vor Antritt der Reise die Rescue Remedy sowie jeweils 3 Tropfen der Blüten Hornbeam, Gorse, Cherry Plum, Centaury und Oak in 1 Glas Flüssigkeit eingenommen werden.
Auch nach der anstrengendsten Reise wird die Konzentrationsfähigkeit so wieder voll und ganz hergestellt.

Geschlechtskraft

s. Erwartungshaltung, Einheit von Körper–Geist–Seele, Gefühle, Potenz, Sexualität, Toleranz

Geschlechtskrankheiten

Die Zahl der Geschlechtskrankheiten hat stark zugenommen. Ihre tatsächliche Höhe liegt im dunkeln, da lediglich die meldepflichtigen, wie Syphilis (Lues), Tripper (Gonorrhö), Weicher Schanker (Ulcus molle), Venerische Lymphknotenentzündung (Lymphogranuloma inguinale), statistisch festgehalten werden, nicht jedoch die als „harmlos" geltenden, wie Fluor vaginalis. Aber auch sie sind für beide Geschlechter mit sehr viel Unannehmlichkeiten in der Partnerschaft verbunden, was sich wiederum seelisch/psychisch auswirken kann. Hier kann die Bach-Blütentherapie ansetzen.

Geschwüre (Ulcera)

(s.a. Ärger, Angst, Belastung, Chronisches Geschehen, Darm, Einheit von Körper–Geist–Seele, Entzündung, Erwartungshaltung, Gastritis, Gefühle, Haut, Kraftblüten, Magen, Selbstbewußtsein, Selbstmordversuch, Sexualität, Streß, Toleranz, Ungeduld, Verantwortungsbewußtsein)
Die Bildung eines bzw. mehrerer Geschwüre, besonders im Bereich des Verdauungstraktes, also von der Speiseröhre bis zum Darmausgang, kann durch die Bach-Blütentherapie seelisch/psychisch und organisch/körperlich behandelt werden. Hingegen sind Hautgeschwüre schwieriger zu bekämpfen, da sie bereits eine sehr lange Anamnese haben. Nach ihr richtet sich die Anwendung der Bach-Blüten, nachdem die Entgiftung erfolgt ist, wobei die Ulcera eine „Erstverschlimmerung" zeigen können.

Geschwulst (Tumor)

s. Krebs

Gesichtsneuralgie (Prosopalgie)

s. Neuralgie

Gewebe

Das Gewebe kann durch die Bach-Blüten bedingt gestärkt werden, indem die Haut entweder durch regelmäßige Waschungen oder durch Eincremen mit einer Salbe aus Hornbeam, Cherry Plum, Centaury, Willow und Oak gepflegt wird.

Gewichtsabnahme

(s.a. Einheit von Körper–Geist–Seele, Fettsucht, Gewebe, Selbstbewußtsein)
Die „Entgiftungs-Blüten" unterstützen neben einer Ernährungsumstellung eine notwendige Gewichtsabnahme.

Gewichtszunahme

s. Rekonvaleszenz

Gicht (Hyperurikämie)

(s.a. Harnsäure)
Als Gicht wird die Ansammlung von Harnsäure an den Extremitäten bezeichnet. Hier können die Bach-Blüten lediglich helfen, indem sie die seelisch/psychische Ist-Situation ausgleichen.

Gliederentzündung

s. Arthritis, Bewegungsapparat, Entzündung, Rheuma, Kraftblüten

Grippe (Influenza, Virusgrippe)

s. Abwehrkräfte, Antibiotika-Beseitigung, Atemwegserkrankungen, Fieber, Immunabwehr, Kraftblüten

Großzehengrundgelenksgicht

s. Gicht

Gürtelrose (Herpes zoster)

(s.a. Angst, Belastung, Brüste, Einheit von Körper–Geist–Seele, Entwicklungjahre, Erwartungshaltung, Frigidität, Gefühle, Kraftblüten, Lebensfreude, Pubertät, Selbstbewußtsein, Selbstmordversuch, Sexualität, Toleranz, Ungeduld, Verantwortungsbewußtsein)
Die Gürtelrose ist eine Virus-Infektion, die einen rein seelisch/psychischen Hintergrund hat, der mit extremer Einengung – meistens innerhalb der Partnerschaft – in Zusammenhang steht. Deshalb ist eine „Überprüfung" der Partnerschaft innerhalb des Therapiegespräches notwendig, wenn ein Patient mit akuter Gürtelrose in die Praxis kommt bzw. diese in der Anamnese auftaucht. Mit den Bach-Blüten kann die innere Stärkung sowie das Selbstbewußtsein aufgebaut werden, so daß die Infektion in der Regel sehr schnell abheilt.

Haarausfall (Alopezie)

Haarausfall kann vielerlei Ursachen haben. Man kann ihn mit einem speziellen Haarwasser aus einer Bach-Blüten-Kombination in den Griff bekommen, wenn er einen seelisch/psychischen Hintergrund hat [3].

Halserkrankungen

(s.a. Abwehrkräfte, Antibiotika-Beseitigung, Atemwegserkrankungen, Entzündung, Immunabwehr, Kraftblüten)
Der gesamte Hals (Collum) ist bei sehr vielen Atemwegserkrankungen mitbetroffen und entsprechend zu behandeln.

Hämorrhoiden

(s.a. Angst, Belastung, Darm, Darmerkrankungen, Einheit von Körper–Geist–Seele, Erwartungshaltung, Gefühle, Kraftblüten, Selbstbewußtsein, Selbstmordversuch, Streß, Toleranz, Ungeduld, Verantwortungsbewußtsein)
Die als Hämorrhoiden bezeichneten „Krampfadern" am After und dem Mastdarmende haben wie die Krampfadern der Beine einen seelisch/psychischen und organisch/körperlichen Hintergrund. Die Bach-Blüten werden innerlich und äußerlich – in Form einer selbst hergestellten Creme – angewendet, insbesondere dann, wenn die Hämorrhoiden schmerzen. Hier helfen erfahrungsgemäß folgende Bach-Blüten:
– Hornbeam,
– Holly,
– Cherry Plum,
– Centaury,
– Oak.
Durch die Kombination dieser Bach-Blüten wird Kraft vermittelt. Gleichzeitig werden die Entzündung und die Schmerzen eingedämmt und die Selbstheilungskräfte aktiviert.

---

[3] Das fertige Haarwasser kann über das „Info-Zentrum für Bach-Blütentherapie und andere natürliche Heilweisen für Mensch und Tier" erworben werden.

Ist die hochentzündliche, schmerzhafte Phase reguliert, kann das ursächliche, seelisch/psychische Problem gezielt angegangen werden. In diesem Fall ist es ein krampfhaftes Festhalten in allen Lebenslagen, das vollkommen unbewußt erfolgt und größtenteils aus früheren Leben resultiert. Die Blüte Oak kann hier, in Cremeform angewendet, wirksam sein.

Hände, feuchte

(s.a. Ärger, Angst, Belastung, Einheit von Körper–Geist–Seele, Entwicklungsjahre, Erwartungshaltung, Gefühle, Pubertät, Selbstbewußtsein, Selbstmordversuch, Streß, Toleranz, Ungeduld)
Das Feucht- und Naßwerden der Hände hat grundsätzlich einen rein seelisch/psychischen Hintergrund: Angst, Unsicherheit und mangelndes Selbstbewußtsein.

Harnabgang, unfreiwilliger (Harninkontinenz, Incontinentia urinae, Blaseninkontinenz, Incontinentia vesicae)

Der unfreiwillige Harnabgang ist meistens Symptom einer geschwächten Blasenmuskulatur, was altersbedingt ist und durch die kurmäßige Einnahme der „Entgiftungs-Blüten" und der Blüte Olive erleichtert werden kann.

Harnröhrenentzündung (Urethritis)

s. Antibiotika-Beseitigung, Blasenentzündung, Entzündung, Harnsteine, Kraftblüten

Harnsäure (Acidum uricum)

Ein erhöhter Harnsäurespiegel ist meistens das Resultat ungesunden Eßverhaltens sowie von Alkoholabusus. Zur Senkung ist einerseits eine vernünftige Lebensweise erforderlich, andererseits eine kurmäßige Anwendung der „Entgiftungs-Blüten" zur Gesamtentgiftung des Körpers sowie zur Entlastung des Stoffwechsels.

Harnsteine (Urolithiasis)

(s.a. Angst, Blasenentzündung, Eifersucht, Einheit von Körper–Geist–Seele, Gallenblasenentzündung, Gefühle, Kraftblüten, Lebensfreude, Potenz, Selbstbewußtsein, Selbstmordversuch, Sexualität, Toleranz, Verantwortungsbewußtsein)
Bei Neigung zur Harnsteinbildung ist nicht der körperliche Zustand, sondern die seelisch/psychische Disposition des Betroffenen zu beachten, da diese Erkrankung organsprachlich eine tiefe Notlage im gesamten Gefühls- und Liebesleben zum Ausdruck bringt. Der Patient tendiert sehr stark dazu, seine Gefühle gewaltsam zu unterdrücken, weshalb es zur Steinbildung kommt. So ist es wichtig, diesem Menschen gezielt beim Aufbau seiner Lebensfreude behilflich zu sein.

Harntreibende (diuretische) Wirkung

s. Antibiotika-Beseitigung

Harnwegsinfektionen

(s.a. Angst, Antibiotika-Beseitigung, Blasenentzündung, Einheit von Körper–Geist–Seele, Entzündung, Erwartungshaltung, Gefühle, Kraftblüten, Potenz, Selbstbewußtsein, Selbstmordversuch, Sexualität, Toleranz, Verantwortungsbewußtsein)
Harnwegsinfektionen, entzündliche Erkrankungen der abführenden Harnwege, die je nach Lokalisation als Zystitis, Pyelitis, Zystopyelitis, Pyelonephritis oder Zystopyelonephritis bezeichnet werden, sind gleichermaßen seelisch/psychisch wie organisch/körperlich zu betrachten und zu behandeln. Dieser akute Alarm des Körpers, der meistens durch Bakterien ausgelöst wird, macht darauf aufmerksam, daß die gesamte Gefühlswelt dieses Menschen in einem absolut chaotischen Zustand ist.

Harnwegsreinigung

s. Antibiotika-Beseitigung

Harnzwang (Dysurie, Strangurie, Tenesmus, Miktionsstörung)

s. Harnabgang, unfreiwilliger

Haut (Cutis)

(s.a. Abwehrkräfte, Akne, Allergie, Angst, Antibiotika-Beseitigung, Belastung, Eifersucht, Einheit von Körper–Geist–Seele, Entzündung, Erwartungshaltung, Gefühle, Immunabwehr, Kraftblüten, Nervosität, Neurodermitis, Selbstbewußtsein, Selbstmordversuch, Streß, Toleranz, Ungeduld, Verantwortungsbewußtsein)
Die Haut als das größte Organ des menschlichen Körpers hat nicht nur wichtigste organisch/körperliche Funktionen, sondern ist die erste Kontaktstelle des Menschen zur Außenwelt und somit das einzige Organ des menschlichen Körpers, das dieser besondere Signale vermitteln kann.

Die Haut ist also Zeichen für das innere Wohlbefinden des Menschen auf allen nur möglichen Ebenen. Dies wird mit der gesamten Haut zum Ausdruck gebracht oder mit begrenzten Körperzonen, was wiederum Aufschluß darüber gibt, welche Lebensbereiche und/oder Lebensformen die Lebensfreude dieses Menschen trüben. Das Jucken von Hautstellen (Pruritus) ist häufig das erste Anzeichen dafür.

Mit der Bach-Blütentherapie können die Signale der Haut – gleichgültig, auf welche Art sie erfolgen, beseitigt werden.

Haut, nervöse

s. Haut, Nervosität, Neurodermitis

Hautjucken (Pruritus)

s. Haut

Hautkräftigende Wirkung

Diese Wirkung wird insbesondere durch Waschungen oder Eincremen mit der Blüte Oak erreicht.

Hautunreinheiten

s. Akne, Haut

Hautpilz (Dermatomykosen)

s. Haut, Mykosen

Heilungsverlauf

(s.a. Blasenentzündung, Darmerkrankungen, Entzündung, Gallenblasenentzündung, Ga-

stritis, Kraftblüten, Selbstheilungskräfte, Unfall)

Der Heilungsverlauf ist ein Entwicklungsprozeß, der unterschiedlich lang dauert, jedoch immer in bestimmten Phasen verläuft, welche niemals unterbrochen werden dürfen, damit eine grundsätzliche Heilung erzielt werden kann. Dies geschieht jedoch immer wieder in der Schulmedizin, die durch entsprechende chemische Medikationen bereits in die hochakute Heilungsphase eingreift, so daß es niemals zu einem Heilungsverlauf kommen kann.

Dieser kann mit der Bach-Blütentherapie in allen Entwicklungsphasen entsprechend der seelisch/psychischen wie organisch/körperlichen Symptomatik gezielt unterstützt werden.

Heiserkeit (Raucedo, Raucitas)

(s.a. Abwehrkräfte, Antibiotika-Beseitigung, Atemwegserkrankungen, Entzündung, Fieber, Immunabwehr, Kraftblüten)

Heiserkeit ist in der Regel das Symptom einer Hals-Rachen-Entzündung und wird mit den entsprechenden Bach-Blüten behandelt. Auch Heiserkeit, die aus einem chronischen Geschehen innerhalb der Atemwege resultiert, wird entsprechend therapiert. Heiserkeit, deren Ursache z.B. Zigarettenabusus ist, ist mit Bach-Blüten nicht behandelbar.

Herpesinfektion (Herpes febrilis, H. genitalis, H. labialis, H. solaris, H. menstrualis)

(s.a. Ärger, Abwehrkräfte, Allergie, Angst, Antibiotika Beseitigung, Belastung, Einheit von Körper–Geist–Seele, Erwartungshaltung, Gefühle, Haut, Kraftblüten, Selbstbewußtsein, Selbstmordversuch, Streß, Toleranz,

Traumen, Ungeduld, Verantwortungsbewußtsein)

Als Herpes wird eine lokale Infektion bezeichnet, die durch das Herpesvirus verursacht wird. Dies läßt auf eine Schwäche des Immunsystems schließen und kommt einer allergischen Reaktion gleich. Meistens ist auch ein entsprechender Auslösefaktor zu beobachten.

Herz (Cor)

(s.a. Asthma cardiale, Egoismus, Einheit von Körper–Geist–Seele, Gefühle, Herzinfarkt, Kraftblüten, Selbstbewußtsein, Selbstmordversuch, Sexualität, Toleranz, Verantwortungsbewußtsein)

Das Herz als das lebensspendende Organ ist bei vielen Menschen in der heutigen Zeit entweder geschwächt oder derartig angegriffen, daß sich entweder gravierende Herzkrankheiten entwickeln und/oder ein Verschluß, also ein Infarkt, entsteht, was an allen Stellen des Herzens der Fall sein kann. Dabei spielen nicht unbedingt die sog. „Risikofaktoren" die Rolle, die ihnen von der Schulmedizin zugeschrieben wird, sondern auch eine rein seelisch/psychische Komponente kann eine Herzkrankheit bzw. einen Infarkt hervorrufen.

Bei allen Herzerkrankungen – mit Einschränkung der viral bedingten – ist mit den Bach-Blüten eine seelisch/psychische Hilfe dahingehend möglich, daß der organsprachliche Hintergrund für das Entstehen dieser Krankheiten ausgeglichen werden kann, wenn der Mensch bereit ist, intensiv mitzuarbeiten – denn es ist eine Regulierung des gesamten Gefühlslebens, insbesondere bezüglich der Liebe zu sich selbst und zu den Mitmenschen sowie zur Natur und Tierwelt, notwendig.

Nur unter dieser Voraussetzung ist eine Hilfe durch die Bach-Blütentherapie bei Herzerkrankungen möglich!

Herzinfarkt

(s.a. Herz)

Die Symptomatik des Herzinfarktes und seine Auswirkungen sind – was bei allen Herzerkrankungen der Fall ist – nur durch entsprechende seelisch/psychische Mitarbeit des Betroffenen möglich.

Herzkranzgefäß-verengung

s. Angina pectoris

Heuschnupfen (Pollinose)

s. Allergie

Hexenschuß (Lumbago, Lumbalgie)

(s.a. Ärger, Angst, Bandscheibenvorfall, Belastung, Bewegungsapparat, Einheit von Körper–Geist–Seele, Erwartungshaltung, Gefühle, Kraftblüten, Knochen, Muskelverkrampfungen, Selbstbewußtsein, Selbstmordversuch, Sexualität, Toleranz, Ungeduld, Verantwortungsbewußtsein)

Der als Hexenschuß bezeichnete „Schuß vor den Bewegungsbug" ist die erste und immer wieder auftretende Warnung der Seele/Psyche dafür, daß der Mensch sich innerlich versteift hat. Dies wirkt sich auf die gesamte Rückenmuskulatur aus, wodurch die Beweglichkeit der Wirbelsäule erheblich eingeschränkt wird. Der Mensch versucht, dies durch vermehrten Bewegungsdrang zu kompensieren, wobei ihm jedoch die Lendenwirbelsäule einen „Strich durch diese Rechnung" macht.

Hörsturz

(s.a. Belastung, Einheit von Körper–Geist–Seele, Kraftblüten, Selbstbewußtsein, Selbstmordversuch, Streß, Toleranz, Ungeduld, Verantwortungsbewußtsein)
Der Hörsturz ist eine Folge von totaler Überlastung, die der Mensch jedoch nicht erkennen und akzeptieren, also „hören", will. Deshalb ist das Ohr betroffen, und der Hörsturz macht eine völlige Ruhestellung erforderlich.

Husten (Tussis)

(s.a. Abwehrkräfte, Ärger, Angst, Atemwegserkrankungen, Belastung, Dauerhusten, Einheit von Körper–Geist–Seele, Entgiftung, Erwartungshaltung, Fieber, Gefühle, Hustenlösende Wirkung, Immunsystem, Kraftblüten, Selbstbewußtsein, Selbstmordversuch, Toleranz, Ungeduld, Verantwortungsbewußtsein)
Husten ist eine Reflexbewegung der gesamten Atemwege, wenn entweder Fremdkörper eingedrungen sind, sich extrem viel Sekret angesammelt hat und/oder ein besonderer Reiz vom Hustenzentrum (Medulla oblongata) ausgeht. Je nach Art des Hustens ist eine gezielte Bach-Blüten-Behandlung möglich.
Als Erste Hilfe dient grundsätzlich die Rescue Remedy, wobei 3 Tropfen in 1 Glas Flüssigkeit gegeben werden, wozu entweder die „Entgiftungs-Blüten" gemischt werden oder die Blüte Holly, wenn es sich um einen Reizhusten handelt, der – anders als die sog. „nassen" Hustenarten – keine Sekretaushustung notwendig macht, um die Ausweitung z.B. zu einer eitrigen Bronchitis zu vermeiden.
Nach dem ersten Tag wird die Rescue Remedy nicht mehr benötigt. Lediglich die weitere Entleerung der Atemwege bzw. die Linderung des trockenen Reizhustens sind wichtig. Beides geht meist mit Schnupfen, einer Hals-Rachen-Entzündung oder verdickten Mandeln einher. Dabei kann auch Fieber eine

weitere Abwehrreaktion des Organismus darstellen. All diese Faktoren sind bei der Anwendung der Bach-Blütentherapie zu beachten.

Hustenlösende (sekret-lösende, sekretolytische) Wirkung

Hustenlösend wirken besonders folgende Bach-Blüten:
– Centaury weckt die Selbstheilungskräfte;
– Crab Apple fördert den Auswurf;
– Gorse leitet alle Heilungsprozesse ein;
– Heather lindert nervösen Reizhusten;
– Holly gleicht Hustenattacken sowie trockenen Reizhusten aus;
– Olive stärkt die Schleimhäute;
– Rock Water hilft bei besonders festsitzendem Schleim;
– Walnut unterstützt besonders in der Übergangsphase vom akuten Verlauf in die erste Heilungsphase.

Hyperaktivität

(s.a. Angst, Belastung, Einheit von Körper–Geist–Seele, Gefühle, Kraftblüten, Selbstbewußtsein, Selbstmordversuch, Sexualität, Toleranz, Ungeduld, Verantwortungsbewußtsein)
Die Hyperaktivität ist in der heutigen Zeit ein sehr großes Problem, da die Betroffenen nicht nur den wahren Sinn des Lebens übersehen, sondern sich seelisch und körperlich „auspowern".

Hysterie

(s.a. Angst, Belastung, Egoismus, Eifersucht, Einheit von Körper–Geist–Seele, Erwartungshaltung, Gefühle, Lebensfreude, Kraftblüten, Selbstbewußtsein, Selbstmordversuch, Sexualität, Streß, Toleranz, Überforderung, Ungeduld, Verantwortungsbewußtsein) Hysterie ist in der Regel eine Ausdrucksform des totalen Egoismus. Grundsätzlich möchte der Betroffene das erreichen, was er sich in seiner Vorstellungswelt „einbildet". Hysterie kann aber auch das Resultat einer völligen seelisch/psychischen sowie organisch/körperlichen Überlastung sein.

Immunabwehr

(s.a. Abwehrkräfte, Antibiotika-Beseitigung, Fieber, Heilungsverlauf, Impfen, Kraftblüten, Selbstheilungskräfte)
Zur Stabilisierung der Immunabwehr ist es von besonderer Wichtigkeit, daß die entsprechenden Bach-Blüten über einen längeren Zeitraum und in Intervallen verabreicht werden, was sich nach dem Zustand des Patienten richtet.

Impfen

(s.a. Fieber, Heilungsverlauf, Immunabwehr, Kinderkrankheiten, Selbstheilungskräfte)
Die gesamten Impfformen sind innerhalb der naturheilkundlichen Praxen ein sehr umstrittenes Thema, da durch sie grundsätzlich in das Immunsystem eingegriffen wird. Die für den Aufbau des Immunsystems notwendigen Kinderkrankheiten werden durch sie nicht in aktiver, sondern in passiver Form durchlebt. Auch der psychische Faktor wird vollkommen außer acht gelassen.
Dieser seelisch/psychische Faktor kann jedoch mit der Bach-Blütentherapie sehr gut ausgeglichen werden, indem vor jedem Impftermin kurzfristig die Rescue Remedy verabreicht wird. Dies wird nach der Impfung wiederholt; gleichzeitig werden nun Hornbeam und Crab Apple gegeben.

Impotenz

s. Angst, Erwartungshaltung, Gefühle, Potenz, Prostata

Infektionen

(s.a. Abwehrkräfte, Antibiotika-Beseitigung, Atemwegserkrankungen, Darmerkrankungen, Entzündung, Erschöpfung, Fieber, Immunabwehr, Kraftblüten)
Eine Infektion bedeutet grundsätzlich, daß sich innerhalb des Organismus eine „Fremdeinwirkung" – meistens handelt es sich um Viren oder Bakterien – ausgebreitet und akute Geschehen provoziert hat. Davon sind – je nach Genese der Fremdeinwirkung – verschiedene Organe bzw. Organsysteme betroffen.
Bei einer Infektion ist davon auszugehen, daß der Organismus eine geschwächte Disposition aufweist, weshalb die Fremdeinwirkung überhaupt erst greifen konnte. Unter dieser Prämisse erfolgt die gezielte Anwendung der Bach-Blüten.

Influenza

s. Abwehrkräfte, Antibiotika-Beseitigung, Atemwegserkrankungen, Fieber, Immunabwehr, Kraftblüten

Inneres Gleichgewicht

s. Einheit von Körper–Geist–Seele, Selbstbewußtsein

Insektenstiche

Jede Art von Insektenstich kann mit den -Bach-Blüten „behandelt" werden. Der Stich wird entweder mit der Notfallcreme oder den -tropfen versorgt sowie mit der Blüte Oak, damit sich die entzündete Hautstelle sofort wieder „normalisieren" kann. Wenn das Wundsekret sowie das Gift des Insekts eine sehr starke Rötung hervorgerufen haben, hilft häufig Crab Apple.

Intoleranz

(s.a. Angst, Eifersucht, Egoismus, Erwartungshaltung, Gefühle, Herz, Selbstbewußtsein, Selbstmordversuch, Ungeduld, Verantwortungsbewußtsein)
Dieses heutzutage weit verbreitete menschliche Fehlverhalten macht besonders krank, da es auf Egoismus beruht und die Menschlichkeit vollkommen aus dem persönlichen Leben aussperrt. Dies wirkt sich äußerst negativ auf den Betroffenen aus und manifestiert sich organisch/körperlich in Herzerkrankungen bzw. ist ein wichtiger Hintergrund für den Herzinfarkt.

Ischias (Ischialgie)

(s.a. Ärger, Angst, Antibiotika-Beseitigung, Bandscheibenvorfall, Belastung, Bewegungsapparat, Chronisches Geschehen, Einheit von Körper–Geist–Seele, Entzündung, Erwartungshaltung, Gefühle, Hexenschuß, Knochen, Kraftblüten, Muskelverkrampfungen, Schmerzen, Selbstbewußtsein, Selbstmordversuch, Sexualität, Streß, Toleranz, Ungeduld, Verantwortungsbewußtsein)
Der Ischiasnerv ist der längste Nerv. Er reicht von der Wirbelsäule bis in die Beine und ist bei Reizung und/oder einer Bandscheibenveränderung besonders schmerzhaft betroffen und mit entsprechender Vorsicht zu behandeln.

Juveniler Diabetes

s. Diabetes mellitus

Karbunkel

s. Abwehrkräfte, Eiterbildung, Haut, Immunabwehr, Kraftblüten

Karies

(s.a. Angst, Belastung, Einheit von Körper–Geist–Seele, Erwartungshaltung, Gefühle, Kraftblüten, Selbstbewußtsein, Selbstmordversuch, Zähne)
Die als Karies bezeichnete, sich vom Inneren des Zahnes nach außen ausbreitende Zahnerweichung, ist heutzutage sehr häufig. Durch die Bach-Blütentherapie ist sowohl eine äußerliche als auch innerliche Hilfe möglich in Form einer gewissen Prophylaxe durch die Stabilisierung des psychischen Befindens. Die seelische Ursache für die „Zahnerweichung" ist darin zu suchen, daß der Betroffene nicht den „richtigen Biß" hat, also zu weich, verweichlicht ist, was jedoch nichts mit der körperlichen Statur zu tun hat, die meistens sogar recht sportlich ist.

Karzinom

s. Krebs

Katarrh

s. Schnupfen

Kehlkopf (Larynx), Kehlkopfentzündung (Laryngitis)

s. Abwehrkräfte, Angina, Antibiotika-Beseitigung, Atemwegserkrankungen, Entzündung, Fieber, Hals, Heiserkeit, Husten, Immunabwehr, Kraftblüten

Keimtötung

(s.a. Abwehrkräfte, Antibiotika-Beseitigung, Fieber, Immunabwehr, Kraftblüten)

Zur Keimtötung mit Hilfe der Bach-Blüten ist zu sagen, daß diese nicht wie ein Antibiotikum bzw. eine antibiotische Heilpflanze oder ein ätherisches Öl wirken, sondern die körpereigene Abwehr, das Immunsystem, stabilisieren.

Keuchhusten (Pertussis)

(s.a. Abwehrkräfte, Fieber, Husten, Immunabwehr, Impfen, Kinderkrankheiten, Kraftblüten)

Die Kinderkrankheit Keuchhusten, gegen die Säuglinge geimpft werden, ist durch die Bach-Blüten sehr gut zu regulieren, indem einerseits gezielt auf den Husten eingegangen wird und andererseits die körpereigene Abwehr gestärkt wird.

Kieferhöhlenentzündung (Sinusitis maxillaris)

(s.a. Abwehrkräfte, Antibiotika-Beseitigung, Atemwegserkrankungen, Eiterbildung, Entzündung, Fieber, Immunabwehr, Kraftblüten)

Die Kieferhöhlenentzündung ist durch die gezielte Anwendung der Bach-Blüten vollkommen unkompliziert und vor allem ohne jegliche Folgen zu behandeln. Es wird eine Entgiftung mit den entsprechenden Blüten durchgeführt, wodurch auch festsitzender Eiter verflüssigt und zum Abfließen gebracht werden kann. Zu den „Entgiftungs-Blüten" soll eine dem Zustand des Erkrankten entsprechende „Kraftblüte" gegeben werden.

Kinder

(s.a. Aggressivität, Angst, Autoaggression, Belastung, Einheit von Körper–Geist–Seele, Entwicklungsjahre, Erwartungshaltung, Gefühle, Kraftblüten, Pubertät, Rowdytum, Selbstbewußtsein, Selbstmordversuch, Sexualität, Toleranz, Ungeduld, Verantwortungsbewußtsein)

Kinder sind in der heutigen Zeit äußerst extremen Belastungen ausgesetzt, die sie oft nur sehr schwer verkraften und verarbeiten können. So benötigen Kinder die Hilfe der Bach-Blütentherapie dringend, wie die hohe Anzahl der seelisch/psychisch kranken Kinder und Jugendlichen zeigt, die sich in Alkohol und Drogen flüchten und/oder ihre innere Not durch Aggressivität und Brutalität auszuleben versuchen.

Kinderkrankheiten

(s.a. Abwehrkräfte, Antibiotika-Beseitigung, Atemwegserkrankungen, Entzündung, Erschöpfung, Fieber, Heilungsablauf, Husten, Impfen, Immunabwehr, Keuchhusten, Kraftblüten, Schnupfen, Selbstheilungskräfte)

Alle sog. Kinderkrankheiten, wie z.B. Masern (Morbilli), Mumps (Parotitis epidemica), Röteln (Rubeola), dienen dazu, daß sich die noch nicht vorhandene körpereigene Abwehr durch das „aktive Durchleben" dieser Krankheiten aufbauen kann, denn die Immunabwehr muß durch die Kinderkrankheiten erst erworben werden.

Durch die Bach-Blüten können die erkrankten Kinder seelisch/psychisch und organisch/körperlich gezielt unterstützt werden, so daß sich eine stabile Immunabwehr für das weitere Leben aufbauen kann und das Kind nicht für jeden „Windhauch" anfällig ist, wie dies durch die Impfverfahren der Fall ist.

Klimakterium

s. Brüste, Gefühle, Menstruation, Postmenopause, Potenz, Selbstbewußtsein

Klimaumstellung

s. Flugreisen

Knochen (Os, Ossa)

(s.a. Angst, Belastung, Bewegungsapparat, Eifersucht, Einheit von Körper–Geist–Seele, Erwartungshaltung, Frakturen, Gefühle, Kraftblüten, Muskelverkrampfungen, Selbstbewußtsein, Selbstmordversuch, Sexualität, Streß, Toleranz, Trauma, Unfall, Ungeduld, Verantwortungsbewußtsein, Wunden, Zittern)

Die Knochen und die sie umgebenden Teile können durch die folgenden Bach-Blüten gestärkt und aufgebaut werden:

- Agrimony hilft, wenn sich der Mensch aufgrund seiner anerzogenen und/oder durch Selbstdisziplin erworbenen Maske innerlich so versteift hat, daß der gesamte Bewegungsapparat sowie das Knochengerüst Schaden genommen haben;
- Aspen hilft insbesondere denjenigen, die sich aus Angst und Verunsicherung heraus eine Fehlhaltung angewöhnt haben, durch die Versteifungen und Verkrümmungen entstanden sind;
- Beech verhilft Menschen, die sich durch ihren starren Willen selbst derartig schaden, daß insbesondere ihre großen Gelenke betroffen sind, zu mehr Weichheit und Beweglichkeit;
- Centaury weckt die Selbstheilungskräfte;
- Cherry Plum lindert starke Schmerzen und Entzündungen, so daß der Selbstheilungsprozeß einsetzen und Hoffnung auf Besserung aufgebaut werden kann, die besonders bei chronisch/degenerativen Knochenerkrankungen und schweren Verletzungen und Frakturen notwendig ist;
- Gorse leitet den Heilungsverlauf ein und verhindert, daß er durch zu geringes Selbstvertrauen unterbrochen wird;
- Holly lindert akute und subakute Entzündungen;
- Honeysuckle trägt dazu bei, daß alte Knochenverletzungen, die immer wieder „Schwierigkeiten" bereiten, ausheilen;
- Hornbeam, die absolute „Kraftdusche";
- Oak wirkt kräftigend auf die Knochen und ihre Umgebung ein und vermittelt gleichzeitig Mut und Durchhaltevermögen;
- Sweet Chestnut, s. Kraftblüten;
- Walnut ist vielfach in der Anfangsphase eines Heilungsverlaufes notwendig, damit durch äußere Einflüsse, wie z.B. einen Krankenhausaufenthalt, die Selbstheilungskräfte nicht unterdrückt werden können;
- White Chestnut hilft insbesondere Menschen, denen der Genesungsverlauf solches Kopfzerbrechen bereitet, daß es zu Verschlimmerungen des bereits fortgeschrittenen Heilungsprozesses kommt, und denjenigen, die aufgrund ihrer Kopflastigkeit zu Unfällen neigen;
- Willow bewirkt die Entspannung der gesamten Muskulatur.

Knochenbruch

s. Frakturen, Knochen, Kraftblüten, Trauma

Körperausdünstung

(s.a. Ärger, Angst, Belastung, Blutdruck, Einheit von Körper–Geist–Seele, Erwartungshaltung, Gefühle, Kraftblüten, Schweißausbrüche, Selbstbewußtsein, Selbstmordversuch, Sexualität, Streß, Toleranz, Ungeduld, Verantwortungsbewußtsein)

Eine übermäßige Körperausdünstung ist in der Regel seelisch/psychisch bedingt, wirkt sich jedoch auch organisch/körperlich aus, indem sich u.U. ein labiler Kreislauf entwickelt, der den Betroffenen ins Schwitzen oder Frösteln bringt. Dadurch entsteht eine übermäßige Körperausdünstung, die nicht grundsätzlich mit Schweißbildung in Zusammenhang steht.

Kolitis (Colitis)

s. Antibiotika-Beseitigung, Entzündung, Darmerkrankungen, Kraftblüten

Konzentration

Die geistige Konzentrationsfähigkeit ist in der heutigen Zeit stark gefordert, jedoch teilweise sehr schwer zu erlernen bzw. beizubehalten, da die Ablenkungen des einzelnen sehr zahlreich sind bzw. die Ablenkbarkeit des einzelnen Menschen sehr groß ist. Mit den Bach-Blüten ist es jedoch möglich – bei entsprechender Mitarbeit des Betroffenen –, die Konzentration zu fördern und zu steigern [4].

Kopfhaut

(s.a. Haarausfall, Konzentration)
Es besteht die Möglichkeit, durch eine regelmäßige Pflege der Kopfhaut mit einem Haarwasser (s.S. 96), diese so aktiv zu halten, daß einerseits die Konzentrationsfähigkeit, andererseits der Haarwuchs gefördert werden kann.

Kopfschmerz (Cephalgia, Cephalaea)

Plötzlich auftretender Kopfschmerz ist organsprachlich als Warnung davor anzusehen, daß der Betroffene eine enorme Kopflastigkeit aufweist. Der Schmerz versucht ihn darauf aufmerksam zu machen, daß die „Überstrapazierung" des Kopfes ausgeglichen werden muß. Dies kann vor allem mit White Chestnut und den entsprechenden „Persönlichkeitsblüten" erfolgen, wobei das bereits

---

[4] Seminare hierzu veranstaltet das „Info-Zentrum für Bach-Blütentherapie und andere natürliche Heilweisen für Mensch und Tier".

erwähnte Haarwasser (s.S. 96) eine enorme Hilfe darstellt.

Kopfschuppen

Die Bildung von Schuppen auf der Kopfhaut ist meistens ein Alarmzeichen dafür, daß der Stoffwechsel nicht in Ordnung ist, weshalb die Kopfhaut derart austrocknet, daß die Schuppen zu „rieseln" beginnen. In diesem Fall kann der Stoffwechsel durch eine Entgiftung mit den entsprechenden Blüten entlastet werden. Das genannte Haarwasser (s.S. 96) vermag auf alle seelisch/psychischen Notlagen einzugehen, die sich über die Kopfhaut bzw. deren Veränderung ausdrücken.

Krämpfe (Spasmen)

(s.a. Ärger, Angst, Belastung, Einheit von Körper–Geist–Seele, Erwartungshaltung, Gefühle, Kraftblüten, Selbstbewußtsein, Selbstmordversuch)
Ein Krampf bzw. die Neigung zu Krämpfen sind unbedingt diagnostisch abzuklären, damit gezielt mit den Bach-Blüten auf den organisch/körperlichen und seelisch/psychischen Hintergrund eingewirkt werden kann.

Kraftblüten

(s.a. Heilungsverlauf, Selbstheilungskräfte)
Eine besonders wichtige Komponente bei jeder Bach-Blütentherapie stellt die Gabe der für den Ist-Zustand des Patienten notwendigen Kraftblüte dar. Durch sie kann der Heilungsprozeß einsetzen oder aber die Gefahr eines Rückfalles gebannt werden. Nicht nur jede seelisch/psychische Notlage erfordert enorme Kraft zur Bewältigung, sondern auch organisch/körperliche Erkrankungen.
Wirksame, von mir als „Kraftblüten" bezeichnete Bach-Blüten sind:

– Hornbeam, die wichtigste Kraftdusche bei allen akuten bzw. subakuten Zuständen, insbesondere dann, wenn eine besonders lange Krankengeschichte vorliegt;
– Oak hilft insbesondere langwierig Erkrankten und Schwerverletzten, ihren Mut und ihr Durchhaltevermögen zu erhalten, damit die Heilung positiv verläuft und keine Rückfälle und/oder zusätzlichen Erkrankungen entstehen;
– Olive ist vor allem bei Atemwegserkrankungen und Läsionen oder Infektionen der Schleimhaut wirksam, da diese Blüte die gesamte Schleimhaut kräftigt; außerdem kann durch sie eine langwierige Erkrankung, die so gut wie überstanden ist, völlig ausheilen;
– Sweet Chestnut verhilft nach Überstehen eines seelisch/psychischen oder organisch/körperlichen Notstandes zu neuer Lebensenergie.

Es besteht jederzeit die Möglichkeit und ist in mancher Erkrankungsphase dringend notwendig, daß z.B. zwei Kraftblüten zusätzlich zu den „Persönlichkeitsblüten" verabreicht werden. So sollten bei einer länger andauernden Atemwegserkrankung oder bei ständigen Rückfällen die Blüten Olive und Oak angewendet werden, damit die organische Stärkung erfolgt und es endlich zu einer Ausheilung kommen kann, indem Mut und Ausdauer vermittelt werden.

Krampfadern (Varizen)

s. Hämorrhoiden, Venen

Krampfhusten (spastischer Husten)

s. Abwehrkräfte, Atemwegserkrankungen, Husten, Hustenlösende Wirkung, Kraftblüten

Krebs (Karzinom/Carcinoma)

(s.a. Abwehrkräfte, Angst, Belastung, Brüste, Chronisches Geschehen, Einheit von Körper–Geist–Seele, Erwartungshaltung, Gefühle, Frigidität, Kraftblüten, Lebensangst, Lebensfreude, Menstruation, Postmenopause, Selbstbewußtsein, Selbstheilungskräfte, Selbstmordversuch, Sexualität, „Sterbehilfe", Trauma, Tumor)

Die einzelnen Krebsarten werden immer vielschichtiger und indifferenter, da ihre tatsächliche Ursache, nämlich tiefgreifende Ängste, immer zahlreicher werden.

Durch die Bach-Blüten ist es möglich, eine kausale Krebstherapie zu betreiben bzw. eine entsprechende Prophylaxe durchzuführen, indem jeder Mensch die wahre Einheit von Körper–Geist–Seele erlangen kann. Dadurch wird ein gesundes Selbstvertrauen erworben, so daß keinerlei Angst und Verunsicherung ihr „Unwesen" treiben können, was die „Initialzündung" für die Aktivität der Krebszellen darstellt.

Sind die Krebszellen bereits aktiviert, so ist ebenfalls mit der Bach-Blütentherapie Hilfe möglich, indem gezielt auf die seelisch/psychische sowie auf die organisch/körperliche Situation eingegangen wird. So können die Begleiterscheinungen dieser schwerwiegenden Krankheit Schritt für Schritt reguliert werden, wobei es gleichgültig ist, welches Stadium der Krankheit erreicht worden ist und welche chemische Medikation verabreicht wird!

Kreislauf

s. Blutdruck, Herz

Kreuzschmerzen (Lumbalgie)

(s.a. Ärger, Angst, Belastung, Bandscheiben-vorfall, Bewegungsapparat, Chronisches Ge-schehen, Einheit von Körper–Geist–Seele, Erwartungshaltung, Gefühle, Hexenschuß, Knochen, Kraftblüten, Lebensfreude, Mus-kelverkrampfungen, Selbstbewußtsein, Selbstmordversuch, Sexualität, Streß, Tole-ranz, Überforderung, Unfall, Ungeduld, Ver-antwortungsbewußtsein)
Auftretende Schmerzen im Rückenbereich sind diagnostisch abzuklären, damit sie mit den entsprechenden Bach-Blüten behandelt werden können.

Kropf (Struma)

s. Schilddrüse

Labilität

(s.a. Angst, Belastung, Einheit von Kör-per–Geist–Seele, Entwicklungsjahre, Erwar-tungshaltung, Gefühle, Kinder, Kraftblüten, Lebensangst, Pubertät, Selbstbewußtsein, Selbstmordversuch, Sexualität, Toleranz, Verantwortungsgefühl)
Es ist heute ein sehr großes Problem, daß ins-besondere junge Menschen eine enorme La-bilität aufweisen. Dies ist zum größten Teil ein Erziehungsproblem, da ihnen vom Eltern-haus jeder Wunsch erfüllt wird, was im Er-wachsenenalter nicht unbedingt fortgeführt werden kann. Dadurch wird die Grundlage zu einer seelisch/psychischen Disposition ge-legt, in der Enttäuschung und somit ein Man-gel an Lebensfreude vorprogrammiert sind. Diese jungen Menschen geraten häufig in die Drogen- und/oder Alkoholszene, um ihren „Frust" zu „übertünchen".
Dieser Teufelskreis ist durch die Bach-Blüten zu unterbrechen. Durch sie wird ganz gezielt

ein gesundes Selbstbewußtsein aufgebaut, was jedoch nicht von heute auf morgen ge-schehen kann, da der Grundstein für die La-bilität, wie beschrieben, bereits im Kindesal-ter gelegt worden ist.

Läsion

s. Bandscheibenvorfall, Bewegungsapparat, Chronisches Geschehen, Knochen, Kraftblü-ten, Unfall, Wunden

Launenhaftigkeit

s. Angst, Belastung, Einheit von Kör-per–Geist–Seele, Erwartungshaltung, Gefüh-le, Kraftblüten, Labilität, Reizbarkeit, Selbst-bewußtsein, Selbstmordversuch, Sexualität, Streß, Toleranz, Ungeduld, Verantwortungs-bewußtsein

Lebensangst

(s.a. Angst, Belastung, Einheit von Kör-per–Geist–Seele, Gefühle, Heilungsverlauf, Kraftblüten, Krebs, Selbstbewußtsein, Selbst-heilungskräfte, Selbstmordversuch, Sexua-lität, Toleranz, Verantwortungsbewußtsein)
Dieser zutiefst negative Seelenzustand ist in der heutigen Zeit sehr verbreitet und die Ur-sache für das Auftreten von mehr und mehr Erkrankungen sowie ernsthafter Krankhei-ten. Alle haben als auslösenden Faktor extre-me Angst, wie z.B. die schulmedizinisch uner-klärliche, extrem gestiegene Rate von Krebserkrankungen. Welches Organ befallen wird, richtet sich danach, wovor der Mensch Lebensangst hat. Durch die Anwendung der Bach-Blüten kann diese Krankheit zwar nicht grundsätzlich geheilt werden, es ist jedoch zu-mindest eine Heilungschance gegeben.

Lebensfreude

(s.a. Ärger, Angst, Belastung, Einheit von Körper–Geist–Seele, Erwartungshaltung, Gefühle, Heilungsverlauf, Lebensangst, Kraftblüten, Selbstbewußtsein, Selbstheilungskräfte, Selbstmordversuch, Sexualität, Streß, Toleranz, Ungeduld, Verantwortungsbewußtsein)
Die Freude am Leben wird vielen Menschen dadurch verdorben, daß ihr Leben von Äußerlichkeiten geprägt und durch diese „moderne" Art der Lebensgestaltung die Einheit von Körper–Geist–Seele verlorengegangen ist. Das Innere des Menschen ist gleichsam in einem „Gefängnis eingekerkert". Den heutigen Menschen fehlt die Einheit mit der kosmischen und universellen Welt, die die Grundlage für ein glückliches und gesundes Leben ist.

Lebensmittelallergie

s. Allergie, Kraftblüten, Sonnenallergie

Lebensmittelvergiftung

(s.a. Antibiotika-Beseitigung, Kraftblüten, Vergiftung)
Bei einer Vergiftung durch Lebensmittel können die Bach-Blüten helfen, indem zuerst die Entgiftung durch die entsprechenden Blüten erfolgt. Gleichzeitig sollen die Blüten Gorse und Olive gegeben werden, wobei Gorse nur kurzzeitig angewendet wird.

Lebensmut

s. Angst, Einheit von Körper–Geist–Seele, Erwartungshaltung, Gefühle, Kraftblüten, Lebensfreude, Selbstbewußtsein, Selbstmordversuch, Sexualität, Toleranz, Ungeduld, Verantwortungsbewußtsein

Leber (Hepar)

(s.a. Ärger, Angst, Belastung, Bindehautentzündung, Einheit von Körper–Geist–Seele, Erwartungshaltung, Gallenblasenentzündung, Gallensteinbildung, Gefühle, Kraftblüten, Selbstbewußtsein, Selbstmordversuch, Streß, Toleranz, Ungeduld, Verantwortungsbewußtsein)
Die Leber, als eines der wichtigsten Stoffwechselorgane, ist bei den Menschen heutzutage stark belastet. Dies steht nicht unbedingt mit Essen und Trinken in Zusammenhang, sondern mit der Vielfalt der chemischen Medikationen, die über die Leber und/oder den Pfortaderkreislauf zu den sog. „Erfolgsorganen" gebracht und/oder verstoffwechselt werden. Dabei erfolgt grundsätzlich eine Organbelastung, welche wiederum eine gewisse Disposition dafür sein kann, daß Erkrankungen dieses Organs bzw. der anhängenden Gallenblase und/oder der Augen folgen.
Die Leber ist organsprachlich, also seelisch/psychisch zu betrachten, wenn eine Erkrankung auftritt, die nicht von Erregern ausgelöst wird und die zu einer Infektion führt. Laut Heilpraktikergesetz ist diese meldepflichtig und darf auf keinen Fall vom Heilpraktiker behandelt werden, was auf alle meldepflichtigen Infektionskrankheiten zutrifft! Der organsprachliche Hintergrund aller Lebererkrankungen ist eine extreme Empfindlichkeit gegenüber Mitmenschen, was durch das Sprichwort „es ist ihm eine Laus über die Leber gelaufen" deutlich zum Ausdruck gebracht wird.
Augen und Leber stehen in enger Beziehung zueinander, so daß eine chronische oder akute/subakute Bindehautentzündung nicht allein durch ein Virus ausgelöst wird, sondern ohne weiteres ein Signal der Leber sein kann, was therapeutisch abzuklären ist.
Zur effektiven Verbesserung des seelisch/psychischen Zustands tragen die unter „Selbstbewußtsein" aufgeführten Bach-Blüten bei.

Leistungsminderung

(s.a. Ärger, Angst, Belastung, Einheit von Körper–Geist–Seele, Erwartungshaltung, Gefühle, Kraftblüten, Selbstbewußtsein, Selbstmordversuch, Sexualität, Streß, Toleranz, Trauma, Ungeduld, Verantwortungsbewußtsein)

Der Hintergrund einer Leistungsminderung ist diagnostisch abzuklären, wenn in der Anamnese eine Krankheit oder Verletzung festgestellt wird. Dabei geht die Bach-Blütentherapie auf den körperlichen wie auf den seelischen Ist-Zustand des Betroffenen ein.

Leukämie

(s.a. Abwehrkräfte, Angst, Belastung, Blut, Einheit von Körper–Geist–Seele, Erwartungshaltung, Fieber, Gefühle, Kraftblüten, Lebensfreude, Selbstbewußtsein, Selbstmordversuch, „Sterbehilfe")

Diese Art Bluterkrankung ist rein karmisch zu sehen, was bedeutet, daß keinerlei schulmedizinische Heilungschance besteht, auch wenn – oder gerade weil – enorme Anstrengungen bei der Rückenmarksübertragung unternommen werden, wodurch den betroffenen Kindern sowie deren Eltern und Angehörigen vollkommen ungerechtfertigte Hoffnungen gemacht werden.

Durch die Bach-Blütentherapie besteht die Möglichkeit, daß alle Betroffenen die Krankheit annehmen können, wodurch die Symptomatik hinausgezögert wird und die verbleibenden Lebensjahre adäquat gelebt werden können.

Luftröhre (Trachea)

(s.a. Abwehrkräfte, Angst, Atemwegserkrankungen, Belastung, Einheit von Körper–Geist–Seele, Entzündung, Fieber, Immunabwehr, Kraftblüten, Selbstbewußtsein, Selbstmordversuch, Toleranz, Ungeduld, Verantwortungsbewußtsein)

Die Luftröhre ist ein Teil der Atemwege und deshalb bei jeder Atemwegserkrankung zu behandeln.

Lunge (Pulmo)

(s.a. Abwehrkräfte, Angst, Belastung, Einheit von Körper–Geist–Seele, Fieber, Gefühle, Immunabwehr, Kraftblüten, Selbstbewußtsein, Selbstmordversuch, Toleranz, Ungeduld, Verantwortungsbewußtsein)

Erkrankungen der Lunge können zwar durch die Bach-Blütentherapie nicht geheilt werden. Der seelisch/psychische Zustand des Erkrankten kann jedoch stabilisiert werden, was nicht nur die Lebensqualität erhöht, sondern auch die Chance auf eine Besserung wesentlich vergrößert.

Lungenentzündung (Pneumonie)

(s.a. Atemwegserkrankungen, Entzündung, Fieber, Lunge)

Eine Lungenentzündung ist durch die Bach-Blütentherapie dahingehend zu regulieren, daß die gesamte Symptomatik durch die entsprechende Entzündungs- sowie Fieberbehandlung mit einer anschließenden Steigerung der Abwehr positiv beeinflußt wird.

Lymphe

Die gesamten Lymphbahnen und Lymphknoten haben eine lebenswichtige Entgiftungsaufgabe, die meistens unterschätzt wird, insbesondere dann, wenn – als Resultat völlig harmloser organisch/körperlicher Erkrankungen – Lymphknoten operativ entfernt werden, was das gesamte Lymphsystem in Unordnung bringt.

Es ist sehr von Nutzen, wenn bei Neigung zu Lymphknotenverdickung bzw. vermindertem Lymphfluß, in Intervallen eine „Entgiftungskur" mit den entsprechenden Bach-Blüten unter der Zugabe der Blüte Oak durchgeführt wird. Durch diese Gesamtentgiftung wird das gesamte Lymphsystem entlastet und stabilisiert. Der Hintergrund dieser Dysfunktion ist jedoch diagnostisch abzuklären, damit auf ihn gezielt mit einer fortführenden Bach-Blütentherapie eingegangen werden kann.

Magen (Gaster, Ventriculus, Stomachus)

(s.a. Ärger, Angst, Belastung, Chronisches Geschehen, Einheit von Körper–Geist–Seele, Entzündung, Erwartungshaltung, Gastritis, Gefühle, Kraftblüten, Schmerzen, Selbstbewußtsein, Selbstmordversuch, Sexualität, Streß, Toleranz, Ungeduld, Verantwortungsbewußtsein)
Zur organsprachlichen Bedeutung des Magens s. Gastritis.
Mittels der Bach-Blüten kann auf besondere „Schwachpunkte" dieses Organs eingegangen werden. So kann die Magenschleimhaut durch die Blüte Olive, die den „Persönlichkeitsblüten" beigegeben wird, gekräftigt werden. Auch die Fermentbildung kann unterstützt werden, sobald die Magenschleimhaut gestärkt wurde. Eine schnelle und effektive Hilfe stellen die Bach-Blüten auch bei Schmerzen des Magens dar.

Magengeschwür (Ulcus ventriculi)

s. Ärger, Angst, Belastung, Einheit von Körper–Geist–Seele, Erwartungshaltung, Gastritis, Gefühle, Geschwüre, Magen, Kraftblüten, Krebs, Lebensfreude, Selbstbewußtsein, Selbstmordversuch, Sexualität, Streß, Toleranz, Ungeduld, Verantwortungsbewußtsein

Magenschleimhautentzündung

s. Gastritis

Magersucht (Kachexie)

(s.a. Angst, Autoaggression, Bulimie, Einheit von Körper–Geist–Seele, Entwicklungsjahre, Erwartungshaltung, Gefühle, Kraftblüten, Kinder, Lebensfreude, Pubertät, Selbstbewußtsein, Selbstmordversuch, Sexualität, Sexueller Mißbrauch, Toleranz, Verantwortungsbewußtsein)
Die Magersucht ist eine Form der „Selbstbestrafung", die auf vollkommen unbewußter Ebene stattfindet. Der Magersüchtige versucht seine Umgebung auf seine großen inneren Nöte aufmerksam zu machen, indem er sich vollkommen wehrlos darbietet, was durch das Verschwinden der „Schutzschicht" der Muskulatur zum Ausdruck gebracht wird.

Mandeln (Tonsillen)

(s.a. Abwehrkräfte, Antibiotika-Beseitigung, Atemwegserkrankungen, Entzündung, Fieber, Kraftblüten)
Die Mandeln sind – neben anderen Organen – ein wichtiger Bestandteil des Immunsystems, werden jedoch schulmedizinisch nicht so behandelt und in vielen Fällen frühzeitig entfernt. Dadurch wird eine besondere Disposition für eine Immunschwäche geschaffen. Auch wenn die Mandeln zur ständigen Verdickung und/oder Eiterbildung neigen, was auf ein hochentzündliches Geschehen im Organismus schließen läßt, muß dies diagnostisch abgeklärt werden, bevor eine Operation erfolgt.
Bei der Bach-Blütentherapie steht die Entgiftung im Vordergrund. Durch sie kann die breite Palette der seelisch/psychischen wie organisch/körperlichen Dispositionen ausgeglichen werden.

Medikamentenprobleme

(s.a. Suchtprobleme)
Viele Probleme, die durch die Einnahme von chemischen Medikamenten entstehen, resultieren aus einer wenig bekannten Nebenwirkung: Sie bewirken, daß dem Körper die chemische Substanz für den Erhalt seiner Funktion ständig zugeführt werden muß bzw. der Mensch meint, nur durch ihre Einnahme sein Wohlbefinden erhalten zu können.

Melancholie

(s.a. Angst, Belastung, Depression, Einheit von Körper–Geist–Seele, Entwicklungsjahre, Erwartungshaltung, Gefühle, Kraftblüten, Lebensfreude, Pubertät, Selbstbewußtsein, Selbstmordversuch, Sexualität, Verantwortungsbewußtsein)
Die Melancholie ist eine besondere Form der Schwermut, deren Hintergrund eine tiefsitzende Angst und Panik vor allen Lebenssituationen ist – solchen, die tatsächlich möglich sind und solchen, die in der Phantasie aufgebaut und durchgespielt werden. Die Bach-Blütentherapie kann diesen „Teufelskreis" unterbrechen.

Menopause

s. Brüste, Eifersucht, Gefühle, Krebs, Menstruation, Postmenopause, Sexualität

Menschenfurcht

(s.a. Angst, Einheit von Körper–Geist–Seele, Gefühle, Kraftblüten, Lebensangst, Selbstbewußtsein, Selbstmordversuch)
Die Furcht vor den Mitmenschen ist weitaus verbreiteter, als allgemein bekannt. Sie kann jedoch durch die Bach-Blüten reguliert werden, so daß der Betroffene ein gesundes Selbstbewußtsein entwickelt und vor nichts und niemandem Furcht zu haben braucht.

Menstruation (Menses)

(s.a. Angst, Belastung, Brüste, Eifersucht, Einheit von Körper–Geist–Seele, Entwicklungsjahre, Erwartungshaltung, Frigidität, Gebärmuttererkrankungen, Gefühle, Kinder, Kraftblüten, Myom, Pubertät, Selbstbewußtsein, Selbstmordversuch, Sexualität)
Die Menstruation ist der natürlichste Ausdruck der Weiblichkeit in der Zeitspanne des sog. „gebärfähigen" Alters. Die „wahre" Weiblichkeit ist keineswegs von der Menstruation abhängig, wie von vielen Frauen geglaubt und von so manchem Mann vermittelt wird. Durch diese falsche Annahme entwickeln sich für viele Frauen extreme seelisch/psychische Probleme, die u.a. über Menstruationsbeschwerden zum Ausdruck gebracht werden und zur Entwicklung von Gebärmuttererkrankungen führen können, welche häufig in einer Krebserkrankung enden.
So ist es von allergrößter Wichtigkeit, daß die Frauen wieder lernen, welchen wahren Wert ihre eigene Person darstellt [5]. Durch die entsprechende Bach-Blütentherapie können sie ein gesundes Selbstbewußtsein aufbauen. So werden die organisch/körperlichen Menstruationsschwierigkeiten beseitigt, es sei denn, es hat sich bereits eine organisch/körperliche Erkrankung entwickelt, was wiederum diagnostisch abgeklärt werden muß.

Migräne

(s.a. Kopfschmerz)
Diese extreme Form des Kopfschmerzes hat sich in den letzten Jahren stark ausgebreitet.

---

[5] Seminare hierzu veranstaltet das „Info-Zentrum für Bach-Blütentherapie und andere natürliche Heilweisen für Mensch und Tier".

Sie ist jedoch kein neues Krankheitsbild, sondern eine Zeiterscheinung. Der absolut kopflastige Mensch kann weder abschalten noch richtig entspannen. Durch die Bach-Blütentherapie kann erreicht werden, daß der Mensch durch ein in Eigeninitiative durchzuarbeitendes „Trainingsprogramm" diese Kopflastigkeit „umtrainiert" und somit die Entspannung findet, auf die er durch einen Migräneanfall aufmerksam gemacht werden soll[6]. Durch ihn wird der Mensch – wenn auch auf sehr unangenehme und schmerzhafte Weise – zur Ruhe gezwungen, damit der Kopf zumindest in dieser Zeitspanne Entlastung findet.

Milchschorf
(Crusta lactea)

(s.a. Geburt, Stillzeit)
Der Milchschorf der Säuglinge ist zurückzuführen auf die gleichzeitige Gabe von Muttermilch und Kuhmilch als Zusatznahrung, die zur Breiherstellung verwendet wird. Beide Eiweißarten vertragen sich nicht, bzw. der Organismus des Säuglings besitzt noch nicht die für den Abbau des Kuhmilcheiweißes notwendigen Fermente. Deshalb ist das relativ „neutrale" Sojaeiweiß empfehlenswert. Wenn der Milchschorf sehr ausgeprägt ist, können gleichzeitig die Blüten Olive und Cherry Plum verabreicht werden.

Milchsekretion
(Laktation)

(s.a. Geburt, Kraftblüten, Neugeborene, Selbstmordversuch, Stillzeit)
Das Stillen der Neugeborenen ist meistens einer Art „Mode" unterworfen, wodurch die Frauen enorm verunsichert werden. Dies kann sich wiederum auf die Milchsekretion auswirken, die nicht nur abhängig ist von der organisch/körperlichen Konstitution der jungen Mutter, sondern auch von ihrer seelisch/psychischen Befindlichkeit. Hierauf können die Bach-Blüten bereits während der gesamten Schwangerschaft gezielt angewendet werden.

Milz
(lat.: Lien; griech.: Splen)

(s.a. Blut)
Die Milz ist eines der wichtigsten Organe für die Blutbildung und -erneuerung.

Minderwertigkeits-
komplex

(s.a. Angst, Belastung, Einheit von Körper–Geist–Seele, Erwartungshaltung, Gefühle, Selbstbewußtsein, Selbstmordversuch, Toleranz, Verantwortungsbewußtsein)
Insbesondere in der heutigen Zeit leiden sehr viele Menschen an Minderwertigkeitskomplexen, was zum größten Teil auf die Gesellschaft, die sich an Statussymbolen orientiert, und auf das „gestylte" Menschenbild zurückzuführen ist, das durch die Medien aufgebaut wird. Die Menschen streben nach immer höherer Leistung und mehr Besitz. Der Druck, den sie auf sich selbst ausüben, ist so extrem, daß sich das Eigenwertgefühl nicht entwickeln kann und sich Minderwertigkeitskomplexe aufbauen. Dieser „Teufelskreis" kann durch die Bach-Blüten dahingehend unterbrochen werden, daß der Betroffene durch den Aufbau eines gesunden Selbstbewußtseins den Wert der eigenen Person erkennen lernt, wozu er weder gesellschaftliche Statussymbole noch das unnatürliche „aufgestylte" Menschenbild benötigt.

---

[6] Seminare hierzu veranstaltet das „Info-Zentrum für Bach-Blütentherapie und andere natürliche Heilweisen für Mensch und Tier".

Morbus Crohn

(s.a. Abwehrkräfte, Angst, Belastung, Darm-erkrankungen, Einheit von Körper–Geist–Seele, Entwicklungsjahre, Erwartungs-haltung, Gefühle, Kraftblüten, Pubertät, Selbstbewußtsein, Selbstmordversuch, Tole-ranz)

Diese Darmerkrankung beruht auf einer rein seelisch/psychischen Notlage, die sich orga-nisch/körperlich in blutigem, wäßrigem Durchfall äußert. Der Erkrankte ist nicht in der Lage, mit seinen unbewußten Lebensäng-sten umzugehen, die sich bereits bemerkbar machen. Der Betroffene möchte dies mit aller Gewalt nicht wahrhaben und verdrängt dies. Deshalb ist der Enddarm nicht mehr in der Lage, entweder loszulassen oder festzuhalten! Den Betroffenen ist mit schulmedizinischen Möglichkeiten nicht zu helfen, sondern aus-schließlich mit gezielt angewandten Bach-Blüten. Eine Vergangenheitsbewältigung als „Einstiegstherapie" ist hier notwendig, da der Auslöser dieser Darmerkrankung in der Regel ein traumatisches Erlebnis in der frühe-sten Kindheit ist.

Mukoviszidose

(s.a. Abwehrkräfte, Angst, Antibiotika-Besei-tigung, Atemwegserkrankungen, Belastung, Einheit von Körper–Geist–Seele, Entzün-dung, Fieber, Immunabwehr, Kraftblüten, Le-bensangst, Lebensfreude, Lungenentzün-dung, Selbstbewußtsein, Selbstmordversuch, „Sterbehilfe", Ungeduld)

Diese genetische Stoffwechselstörung, die stark zugenommen hat, ist durch die Bach-Blütentherapie zwar nicht zu heilen, jedoch können die Verschlimmerung des Allgemein-zustandes und die Häufigkeit der krankhaf-ten Attacken – was voneinander abhängig ist – verlangsamt werden. So kann die Lebens-qualität der Erkrankten sowie ihrer An-gehörigen um ein Vielfaches gesteigert wer-den, was sich auf ihr gesamtes körperliches

wie seelisches Wohlbefinden positiv aus-wirkt, wodurch wiederum der Gesundheits-zustand stabilisiert wird!

Müdigkeit

(s.a. Erschöpfung)

Müdigkeit kann vielerlei Hintergründe haben, die diagnostisch abgeklärt sein sollten, bevor mit der Bach-Blütentherapie begonnen wird, denn es ist ein großer Unterschied, ob die Mü-digkeit organisch/körperlicher Genese ist oder eine seelisch/psychische Ursache hat.

Multiple Sklerose

(s.a. Angst, Belastung, Einheit von Kör-per–Geist–Seele, Erwartungshaltung, Gefüh-le, Kraftblüten, Lebensfreude, Selbstbewußt-sein, Selbstmordversuch, Toleranz, Unge-duld, Verantwortungsbewußtsein)

Die Multiple Sklerose ist durch die Bach-Blü-tentherapie nicht zu heilen. Sie kann jedoch über den seelisch/psychischen Zustand des Erkrankten gezielt sein organisch/körperli-ches Wohlbefinden stärken, so daß der Ver-lauf dieser „Muskulaturerkrankung", deren Hintergrund eine Flucht vor eigenen extre-men Erwartungen oder denen der Familie ist, in der Regel nicht so dramatisch ist wie ohne die Bach-Blütentherapie!

Mund (Oris)

(s.a. Abwehrkräfte, Ärger, Angst, Antibiotika-Beseitigung, Atemwegserkrankungen, Chro-nisches Geschehen, Eifersucht, Einheit von Körper–Geist–Seele, Erwartungshaltung, Ge-fühle, Kraftblüten, Selbstbewußtsein, Selbst-mordversuch, Sexualität, Streß, Toleranz, Ungeduld, Verantwortungsbewußtsein)

Der Mund hat vielschichtige Funktionen. Durch die Bach-Blütentherapie können die gesamte Mundschleimhaut und die Umgebung der Zähne (Zahnfleisch, Zahnschmelz, Gaumenmuskulatur, Mundhöhle) sehr gut gestärkt werden, was durch eine Entgiftung mit den entsprechenden Bach-Blüten und mit zusätzlicher Gabe der Blüte Olive geschehen kann. Dabei ist es unwichtig, um welche Erkrankung innerhalb des Mundraumes es sich handelt.

Mundgeruch (Foetor ex ore)

Der zumeist unangenehme Geruch aus dem Mund kann sehr gut mit der Bach-Blütentherapie ausgeglichen werden, indem bei abnehmendem Mond die „Entgiftungs-Blüten" als Kur angewendet werden.

Muskelapparat

s. Bewegungsapparat, Frakturen, Gewebe, Knochen, Muskelverkrampfungen

Muskelrheumatismus

s. Bewegungsapparat, Muskelverkrampfungen, Rheuma

Muskelverkrampfungen (Myogelosen)

(s.a. Ärger, Angst, Bandscheibenvorfall, Belastung, Bewegungsapparat, Blasenentzündung, Einheit von Körper–Geist–Seele, Erwartungshaltung, Gallenblasenentzündung, Gastritis, Gefühle, Harnsteine, Kraftblüten, Selbstbewußtsein, Selbstmordversuch, Sexualität, Streß, Toleranz, Trauma, Unfall, Ungeduld, Verantwortungsbewußtsein)
Muskelverkrampfungen und -verhärtungen sind weit verbreitet. Sie werden häufig als

„Rheuma" bezeichnet, sind jedoch keineswegs „echtes" Rheuma, da sie weder die körperlichen Auswirkungen des Rheumas zeigen, noch ein schulmedizinischer Faktor dafür spricht.
Die Verkrampfung der Muskulatur ist letztendlich der Ausdruck einer fehlgeleiteten menschlichen Handlungsweise. Sie kann entweder den gesamten Rücken betreffen oder aber zentriert auftreten, wie z.B. im Schulter-Arm-Bereich. Daran kann erkannt werden, welches Problem dieser Mensch „verkrampft" festhält.
Durch die Bach-Blütentherapie kann die Ursache angegangen werden. Die Betroffenen werden durch ihre „Persönlichkeitsblüten" in die Lage versetzt, in allen Lebenslagen gelassener zu handeln.

Mykosen

Die Neigung zu Pilzen ist in der heutigen Zeit insbesondere durch eine übertriebene, vermeintliche „Hygiene" geschaffen worden. Der normale „Schutzschild" gegen alle Parasitenarten – die Haut- und Schleimhautflora sowie der sog. pH-Wert – wird durch sie zerstört bzw. geschwächt und somit ein sehr günstiger Nährboden für alle Parasiten gelegt. So ist es beim Auftreten von Mykosen wichtig, daß dieses übertriebene Hygieneverhalten vermieden wird. Gleichzeitig sollen die folgenden Bach-Blüten gegeben werden:
– Rescue Remedy,
– Hornbeam,
– Holly,
– Aspen,
– Oak.
Sie sollen als Kur eingenommen werden. Außerdem wird eine Creme auf die betroffenen Körperstellen aufgetragen. Bei ihrer Herstellung ist von den o.g. Bach-Blüten die Rescue Remedy wegzulassen und statt dessen die Blüte Gorse beizumischen.

Myom

(s.a. Abwehrkräfte, Angst, Belastung, Brüste, Eifersucht, Entwicklung, Einheit von Körper–Geist–Seele, Frigidität, Gebärmuttererkrankungen, Gefühle, Kraftblüten, Menstruation, Pubertät, Selbstbewußtsein, Selbstmordversuch, Sexualität, Toleranz, Verantwortungsbewußtsein)
Die Entwicklung eines Myoms resultiert meistens aus einer mißverstandenen „Rolle" als Frau und Partnerin des Mannes.

Nasennebenhöhlen- entzündung (Sinusitis)

s. Kieferhöhlenentzündung, Zyste

Nerven (lat.: nervus; griech.: neuron)

(s.a. Ärger, Angst, Belastung, Einheit von Körper–Geist–Seele, Gefühle, Kraftblüten, Lebensfreude, Nervosität, Selbstbewußtsein, Selbstmordversuch, Sexualität, Streß, Toleranz, Ungeduld, Verantwortungsbewußtsein)
Die Nerven, die als „Reizempfänger" sowie „Reizweiterleiter" zu bezeichnen sind, werden in der heutigen Zeit durch viele neuartige Reize extrem belastet, wie u.a. durch die Medien und die Komplexität des gesellschaftlichen Systems. Es ist keinerlei Selektierung durch den einzelnen Menschen mehr möglich, so daß auf das „Nervenkostüm" ein Dauerreiz erfolgt, der, wie z.B. Straßen- und Flugverkehr, meistens auch nachts seine Wirkung tut.
Durch die Bach-Blütentherapie lernt der Mensch, eine gezielte persönliche Selektion der von außen kommenden Reize vorzunehmen, was den einzig möglichen Schutz der Nerven darstellt.

Nervenentzündung (Neuritis)

(s. Ärger, Angst, Antibiotika-Beseitigung, Belastung, Einheit von Körper–Geist–Seele, Entzündung, Gefühle, Knochen, Kraftblüten, Muskelverkrampfungen, Nerven, Selbstbewußtsein, Selbstmordversuch, Sexualität, Streß, Toleranz, Ungeduld, Verantwortungsbewußtsein)

Nervosität

(s.a. Angst, Belastung, Einheit von Körper–Geist–Seele, Entwicklungsjahre, Erwartungshaltung, Gefühle, Kinder, Kraftblüten, Labilität, Nerven, Pubertät, Selbstbewußtsein, Selbstmordversuch, Streß, Sexualität, Toleranz, Ungeduld, Verantwortungsbewußtsein)
Die Nervosität der Menschen ist ein Problem unserer Zeit, das sehr eng mit den hochgeschraubten Erwartungen sowie Ungeduld in Zusammenhang steht. Sie kann gravierende organisch/körperliche Probleme nach sich ziehen, die sich organspezifisch manifestieren oder zu häufigen Unfällen führen.
Nervosität kann sich äußerlich zeigen, z.B. durch spezielle Bewegungen oder angeknabberte Fingernägel etc., oder aber still im Inneren durchlebt werden, was sich häufig durch Muskelzuckungen, vor allem im Gesicht, bemerkbar macht. Diese sind keine nervliche Schädigung, sondern eben Ausdruck hochgradiger Nervosität.
Dieser Gemütszustand ist mit der Bach-Blütentherapie sehr gut auszugleichen. Im Therapiegespräch wird die Ursache herauskristallisiert, damit diese reguliert und Selbstvertrauen aufgebaut werden kann.

Neugeborene

Neugeborene können mit den Bach-Blüten in Form einer „Erst-Versorgung" auf die

Welt vorbereitet werden, indem dem ersten Badewasser folgende Blüten beigegeben werden, die den sogenannten „Geburtsschock" ausgleichen:
– Hornbeam,
– Holly,
– Centaury,
– Star of Bethlehem,
– Oak.

Neuralgie

(s.a. Ärger, Angst, Bandscheibenvorfall, Belastung, Bewegungsapparat, Einheit von Körper–Geist–Seele, Entzündung, Erwartungshaltung, Gefühle, Knochen, Kraftblüten, Nerven, Nervosität, Schmerzen, Selbstbewußtsein, Selbstmordversuch, Toleranz, Trauma, Unfall, Ungeduld, Verantwortungsbewußtsein)

Neuralgien, die sehr vielschichtig sein können, haben in der Regel einen seelisch/psychischen Hintergrund, mit einer Ausnahme, nämlich wenn eine Verletzung des Bewegungsapparates vorliegt.

Es ist also notwendig, eine Neuralgie diagnostisch abzuklären und mit den „Persönlichkeitsblüten" gezielt den seelisch/psychischen Notstand auszugleichen. Auch bei einer organisch/körperlichen Neuralgie ist die Ursache nachzuweisen. In beiden Fällen wirkt die Bach-Blütentherapie schmerzlindernd.

Neurodermitis

(s.a. Allergie, Angst, Belastung, Chronisches Geschehen, Einheit von Körper–Geist–Seele, Gefühle, Haut, Kraftblüten, Selbstbewußtsein, Selbstmordversuch)

Die Neurodermitis hat in den letzten Jahren extrem zugenommen. Die Schulmedizin ist hilflos und „behandelt" sie insbesondere mit Cortison. Dadurch wird die äußerliche Symptomatik auf der Haut scheinbar reguliert, die betroffenen Hautzonen werden jedoch sehr empfindlich und können bei längerer Anwendung atrophieren, was eine der bekanntesten Nebenwirkungen des Cortisons ist – gleichgültig, ob es oral oder lokal angewandt wird. Dies ist bei einer schulmedizinisch „vorbehandelten" Neurodermitis in der naturheilkundlichen Praxis zu beachten. Die Therapie sollte mit einer Entgiftung durch die Bach-Blüten beginnen. Die seelisch/psychischen Probleme des Patienten sollen bereits im Therapiegespräch festgestellt werden, um den „Entgiftungs-Blüten" die entsprechende „Kraftblüte" beigeben zu können.

Nieren (Ren)

(s.a. Angst, Belastung, Blasenentzündung, Eifersucht, Einheit von Körper–Geist–Seele, Erwartungshaltung, Gefühle, Kraftblüten, Lebensfreude, Selbstbewußtsein, Selbstmordversuch, Sexualität, Toleranz, Verantwortungsgefühl)

Die Nieren, als *das* Ausscheidungsorgansystem, stehen in engstem Zusammenhang mit dem Harnleiter und der Blase. Sie werden durch die Bach-Blüten seelisch/psychisch und organisch/körperlich behandelt. Dabei muß eine genaue Diagnose vorausgegangen sein, welche Erkrankung der Nieren vorliegt. Der organsprachliche Hintergrund einer Nierenerkrankung ist derselbe wie der einer Blasenerkrankung. Er hat sich jedoch stärker manifestiert und stammt nicht nur aus diesem Leben, sondern hat einen karmischen Ursprung, der in diesem Leben aufgearbeitet werden muß. Die Bach-Blüten können dabei behilflich sein, daß dieser Mensch lernt, wahre Herzensliebe zu entwickeln, die nicht nur nimmt, sondern auch gibt, so daß er nicht mehr enttäuscht darüber ist, daß der Partner bzw. die Mitmenschen seine Gefühle nicht befriedigen können.

Durch diese „Revidierung" seiner Gefühlswelt wird auch eine organisch/körperliche Wirkung erzielt. Sie garantiert zwar keine

Heilung, jedoch eine enorme Besserung des organisch/körperlichen Allgemeinzustandes, da der seelisch/psychische Zustand ausgeglichen werden konnte, der enormen Schwankungen unterliegen kann. Dies hängt wiederum mit der Schwere der Nierenerkrankung zusammen und macht eine ständige Betreuung der Patienten durch die Bach-Blüten erforderlich. Sie richten sich ganz gezielt nach dem Zustand des Erkrankten, wobei kurzfristig in Intervallen unbedingt die „Entgiftungs-Blüten" angewendet werden sollten.

Nierenkolik (Colica renalis)

s. Gallenkolik, Harnsteine, Kraftblüten, Nieren

Nierensteine (Nephrolithiasis)

s. Harnsteine, Kraftblüten, Nieren

Ohnmachtsanfälle (Synkope)

Die Neigung zu Ohnmachtsanfällen muß unbedingt diagnostisch abgeklärt werden, wobei entweder mit den Bach-Blüten gezielt auf die Ursache eingegangen wird oder auf den sich im Moment zeigenden seelisch/psychischen Notstand des Betroffenen.

Ohren (Auris)

(s.a. Abwehrkräfte, Ärger, Angst, Atemwegserkrankungen, Belastung, Einheit von Körper–Geist–Seele, Entzündung, Erkältungskrankheiten, Erwartungshaltung, Fieber, Gefühle, Immunabwehr, Kraftblüten, Lebensfreude, Schmerzen, Selbstbewußtsein, Selbst-

mordversuch, Sexualität, Streß, Toleranz, Verantwortungsbewußtsein)
Die Ohren sind als Hörorgan zu betrachten, aber auch als Bestandteil des Kopfes, der bei Erkältungs- und Atemwegserkrankungen sehr häufig mitbetroffen ist. Organsprachlich deutet dies darauf hin, was der Betroffene zu hören in der Lage ist bzw. nicht hören möchte, woraus sich entsprechende Ohrerkrankungen entwickeln können. Äußere Einflüsse sind der Auslöser hierfür, so daß der seelisch/psychische Notstand sowie die sich zeigenden organisch/körperlichen Symptome behandelt werden müssen.

Ohrensausen (Tinnitus)

(s.a. Ärger, Belastung, Einheit von Körper–Geist–Seele, Erwartungshaltung, Gefühle, Kraftblüten, Selbstbewußtsein, Selbstmordversuch, Sexualität, Toleranz, Verantwortungsbewußtsein)
Das Auftreten von Ohrensausen und -geräuschen ist unbedingt diagnostisch abzuklären. Die gesamte Symptomatik kann durch die Bach-Blüten reguliert werden, indem gezielt auf den seelisch/psychischen Zustand des Betroffenen eingegangen wird.

Operationen

Eine erforderliche Operation kann mit den Bach-Blüten sehr gut vorbereitet werden, so daß bei dem zu Operierenden nicht nur der „Narkoseschock" vermieden wird, sondern auch die Stabilität des gesamten Organismus gesichert ist und der Heilungsverlauf unkomplizierter verläuft.
Zur *Operationsvorbereitung* (präoperativ) dienen folgende Bach-Blüten:
- Aspen hilft besonders, wenn der zu Operierende so große Ängste hat, daß er sich nicht äußern möchte, also eine Art „Vogel-Strauß-Politik" betreibt;
- Centaury zur Aktivierung der Selbstheilungskräfte;

– Gorse, damit schnell Gelassenheit erlangt wird, wodurch der gesamte Ablauf der Operation sowie die darauf folgende Genesungszeit positiv verlaufen kann;

– Holly wirkt vor allem, wenn der Betroffene die Operation bereits länger vor sich hergeschoben hat, in Abständen Ängste aufgetreten sind und er sich nun in das „Unabänderliche" zu finden hat;

– Hornbeam ist eine immer notwendige „Kraftdusche";

– Mimulus hilft, lange aufgestaute Angstzustände aufzulösen;

– Oak gibt Kraft und Durchhaltevermögen bei komplizierten Operationen;

– Willow verhilft zur Entspannung;

– Rescue Remedy sollte direkt vor der Operation gegeben werden.

Auch eine *Operationsnachsorge* (postoperativ) ist mit den folgenden Bach-Blüten möglich:

– Centaury fördert die Selbstheilungskräfte und ist eine der „Entgiftungs-Blüten";

– Cherry Plum lindert sehr starke Schmerzen und fördert den Mut, der für jede Heilung notwendig ist;

– Chicory ist eine der „Entgiftungs-Blüten" und hilft gleichzeitig, Selbstmitleid zu vermeiden, wenn z.B. ein längerer Krankenhausaufenthalt erforderlich ist;

– Clematis ist eine der „Entgiftungs-Blüten" und hilft ebenfalls dabei, die Notwendigkeit eines längeren Krankenhausaufenthaltes bzw. einer Rehabilitation oder Kur zu akzeptieren;

– Crab Apple ist eine der „Entgiftungs-Blüten" und unterstützt die Verarbeitung aller negativen Erinnerungen;

– Gorse ist die absolute „Entscheidungshilfe", durch die die Heilungsprozesse entsprechend ihrer Notwendigkeit verlaufen können, und verhindert gleichzeitig Rückfälle bzw. das abermalige Auftreten z.B. einer Entzündung;

– Holly hilft, daß der bettlägerige Operierte Toleranz dem Pflegepersonal, aber auch seinem eigenen Zustand gegenüber aufbringt;

– Honeysuckle trägt dazu bei, daß die Operation und alle negativen Erlebnisse entsprechend verarbeitet werden und keine negativen Erinnerungen bestehenbleiben, die wiederum krank machen können;

– Hornbeam ist eine „Kraftdusche";

– Impatiens verhindert eine den Heilungsprozeß behindernde Ungeduld, die u.U. ein verfrühtes Aufstehen bzw. Verlassen des Krankenhauses mit sich bringt;

– Oak vermittelt große Kraft, insbesondere dann, wenn der Operierte längere Zeit ans Bett gefesselt ist oder gar zu einem Pflegefall wurde;

– Star of Bethlehem hilft, schlimmste Erlebnisse, wie z.B. einen Unfall, der einen Krankenhausaufenthalt erforderlich macht, zu verarbeiten, damit eine Genesung erfolgen kann;

– Walnut unterstützt die Einleitung der Genesungsphase;

– White Chestnut hilft allen kopflastigen Menschen, unnötige Grübeleien, die den Heilungsprozeß behindern oder ihn sogar verhindern, zu vermeiden;

– Wild Rose ist eine der „Entgiftungs-Blüten", die gleichzeitig die Notwendigkeit des Krankenhausaufenthaltes als momentan notwendigen Lebensabschnitt zu akzeptieren hilft;

– Willow vermeidet, daß eine innere Anspannung eine äußere nach sich zieht.

So ist es mit Hilfe der Bach-Blüten möglich, daß eine Operation keinerlei negative seelisch/psychische Erinnerungswerte mit sich bringt und eine schnellere und effektivere organisch/körperliche Genesung garantiert wird.

Osteoporose

(s.a. Angst, Belastung, Einheit von Körper–Geist–Seele, Entwicklungsjahre, Erwartungshaltung, Gefühle, Kraftblüten, Menstruation, Postmenopause, Pubertät, Selbstbewußtsein, Selbstmordversuch, Sexualität, Toleranz, Verantwortungsbewußtsein)

Die Osteoporose genannte „Weichwerdung" des Skelettes hat nur bedingt einen organischen Hintergrund. Sie ist vorwiegend seelisch/psychischer Ursache und steht mit der Rolle als Frau und dem gesamten partnerschaftlichen Leben in engster Verbindung. Das bedeutet, daß die betroffenen Frauen ein schweres Leben durchlitten haben, was jedoch nicht immer bewußt so erlebt worden ist, da dieses wiederum oft in Einklang mit ihrer Erziehung und dem von den Eltern vorgelebten Rollenbild steht.

Die Symptomatik dieses seelisch/psychischen Notstandes beginnt meistens in den Wechseljahren, also zu einer Zeit, in der viele Frauen glauben, ihr „weiblicher Wert" lasse nach. Die Betroffenen benötigen die Hilfe der Bach-Blütentherapie äußerst dringend, wobei gezielt auf den sich zeigenden seelisch/psychischen Zustand einzugehen ist, wodurch die organisch/körperlichen Beschwerden verbessert werden können.

Parkinson

(s.a. Einheit von Körper–Geist–Seele, Kraftblüten, Selbstbewußtsein, Selbstmordversuch, Zittern)

Der Parkinson ist eine Erkrankung des Gehirns, von der bestimmte Teile, welche für die Extremitäten „verantwortlich zeichnen" betroffen sind. Es kommt zum extremen Zittern der Hände und zu einem steifen, wackeligen Gang, die Gesichtszüge werden immer starrer. Im Laufe der Zeit wird auch das Sprachzentrum betroffen. Diese Krankheit kann durch die Bach-Blütentherapie nicht geheilt werden, jedoch kann ihre Symptomatik durch den gezielten Einsatz der für den seelisch/psychischen Zustand des Erkrankten wirksamen Bach-Blüten abgemildert werden. Es ist dabei jedoch wichtig, daß nicht Unmengen der sich auf dem Markt befindlichen „Parkinsonpräparate" eingenommen werden, da diese „lähmend" auf das gesamte Gehirn wirken.

Pensionsschock

(s.a. Angst, Einheit von Körper–Geist–Seele, Gefühle, Kraftblüten, Lebensfreude, Selbstbewußtsein, Selbstmordversuch)

Da viele Berufstätige heute entweder nicht die Zeit oder den Willen haben, sich mit dem Älter- bzw. Altwerden auseinanderzusetzen, sich also – da dies nicht „modern" ist – nicht darauf vorbereiten wollen, erleiden sie beim „Ausscheiden aus dem Berufsleben" den sog. „Pensionsschock". Dieser kann auch bei sog. „Frührentnern" eintreten, die nicht aus gesundheitlichen Gründen in den Ruhestand treten, sondern weil ihr Betrieb z.B. geschlossen wird und sie aus Altersgründen „nicht mehr vermittelbar" sind. Diesen Menschen ist durch die Anwendung der Bach-Blüten ausgezeichnet zu helfen.

Phantomschmerz

s. Amputation

Phlegmatiker

(s.a. Belastung, Einheit von Körper–Geist–Seele, Entwicklungsjahre, Gefühle, Kinder, Kraftblüte, Lebensfreude, Pubertät, Selbstbewußtsein, Selbstmordversuch, Sexualität, Trauma)

Die phlegmatische Lebensweise eines Menschen entspricht nur äußerst selten dem strengen psychologischen Schema, das die schulmedizinische Psychologie lehrt, sondern ist in der Regel das Resultat der Erziehung im Kindesalter und/oder die Reaktion auf die Lebensumstände und -erfahrungen als Jugendlicher bzw. Erwachsener. Dies muß innerhalb eines Therapiegespräches herauskristallisiert werden, so daß mit den Bach-Blüten dieser Ausdruck einer gewissen Resignation reguliert werden kann, wobei die Blüte Honeysuckle eine wichtige Rolle spielt.

Pickel

s. Akne, Antibiotika-Beseitigung, Belastung, Haut, Kraftblüten, Selbstbewußtsein

Pilzerkrankungen

s. Mykosen

Pilzvergiftung (Mykotoxikose, Myzetismus)

s. Lebensmittelvergiftung, Vergiftung

Platzangst (Agoraphobie)

(s.a. Angst, Belastung, Einheit von Körper–Geist–Seele, Gefühle, Kraftblüten, Selbstbewußtsein, Selbstmordversuch)
Phobien haben ungewöhnlich stark zugenommen, was auf extreme, tiefsitzende Ängste zurückzuführen ist, die jedoch nicht aus diesem Leben stammen, sondern eine „Aufarbeitung" aus vergangenen Inkarnationen bedeuten. Die Bach-Blütentherapie geht auf diese Ängste gezielt ein und hilft, die Vergangenheit zu bewältigen.

Pollenallergie

s. Allergie, Sonnenallergie

Postmenopause

(s.a. Angst, Brüste, Einheit von Körper–Geist–Seele, Gefühle, Lebensfreude, Kraftblüten, Myom, Selbstbewußtsein, Selbstmordversuch, Sexualität, Toleranz, Verantwortungsbewußtsein)
Die Postmenopause, also die Zeit, wenn die Menstruation ausbleibt, wird von vielen Frauen als „traumatisch" erlebt, da die hormonelle Umstellung gewisse Probleme bereiten kann und das psychische Bewußtsein darunter leidet, nun keine „vollkommene" Frau mehr zu sein. Deshalb ist es in dieser Zeit besonders wichtig, das Selbstwertgefühl gezielt aufzubauen, wofür das Selbstbewußtsein „zuständig" ist.

Potenz

(s.a. Angst, Belastung, Brüste, Einheit von Körper–Geist–Seele, Entwicklungsjahre, Erwartungshaltung, Frigidität, Gefühle, Kraftblüten, Pubertät, Selbstbewußtsein, Selbstmordversuch, Sexualität, Toleranz, Verantwortungsbewußtsein)
Das sexuelle Geschlechtsvermögen des Mannes, Potenz genannt, hat nicht den hohen Stellenwert, der ihm heutzutage beigemessen wird. Es wird durch die Medien „hochstilisiert", wodurch diese ihren Umsatz fördern, jedoch die Geschlechtlichkeit innerhalb der Partnerschaft in ein vollkommen falsches Licht gestellt wird und enorme zwischenmenschliche Probleme heraufbeschworen werden. Es ist möglich, dieses Problem mit den Bach-Blüten auszugleichen, einerseits durch den Abbau der Angst davor, im richtigen Moment zu „versagen", andererseits durch den Aufbau eines gesunden Selbstbewußtseins, was für eine Partnerschaft in jeder Hinsicht sehr förderlich ist.

Prellungen (Contusio)

s. Knochen, Unfall, Wunden

Prostata

(s.a. Angst, Blasensteine, Einheit von Körper–Geist–Seele, Erwartungshaltung, Gefühle, Potenz, Selbstbewußtsein, Selbstmordversuch, Sexualität, Toleranz, Verantwortungsbewußtsein)

Die Vorsteherdrüse, Prostata, ist organsprachlich in Zusammenhang mit der Geschlechtlichkeit des Mannes, also dessen Potenz, zu betrachten. Es erlaubt Rückschlüsse, wenn die Probleme dieses Organs in der Zeit beginnen, in der der Geschlechtsakt in der Partnerschaft nicht mehr in der Regelmäßigkeit wie früher vollzogen wird, weil z.B. die Erkrankung eines Partners dies verhindert.

Somit sind die Bach-Blüten rein auf organsprachlicher Basis anzuwenden, wenn eine Erkrankung der Prostata diagnostisch nachgewiesen wurde, was bedeutet, daß auf den seelisch/psychischen Notstand des Betroffenen einzugehen ist.

Prüfungsangst

(s.a. Angst, Belastung, Erwartungshaltung, Kraftblüten, Selbstbewußtsein, Ungeduld)

In unserer vollkommen auf Leistung ausgerichteten Zeit ist die Angst vor dem Versagen besonders extrem gestiegen. Das äußert sich bereits bei Kindern in der Schule als Prüfungsangst, die sich, einmal erlebt, wie ein roter Faden durch das Leben ziehen kann – außer, dieser „Teufelskreis" wird durch die Bach-Blüten unterbrochen.

Psychosomatische Krankheiten

(s.a. Ärger, Angst, Belastung, Einheit von Körper–Geist–Seele, Entwicklungsjahre, Erwartungshaltung, Gefühle, Kinder, Kraftblüten, Selbstbewußtsein, Selbstmordversuch, Sexualität, Toleranz, Verantwortungsbewußtsein)

Dieses „Wortspiel" ist Ausdruck schulmedizinischer Hilflosigkeit. Die Schulmedizin kann nicht diagnostizieren, was den Betroffenen tatsächlich fehlt, da eine ständig wechselnde und sich nicht manifestierende Symptomatik vorliegt. Diese Reaktion des Körpers ist jedoch ein lauter Hilfeschrei der Seele/Psyche.

Der Begriff „psychosomatisch" weist bereits auf den wahren Hintergrund dieser Krankheiten hin, nämlich, daß die Psyche den Körper (= soma) veranlaßt, den Betroffenen selbst, aber auch seine Umgebung darauf aufmerksam zu machen, in welchem seelisch/psychischen Notstand er sich befindet.

Die Bach-Blütentherapie hilft diesen Menschen, indem sie auf diesen Notstand eingeht, der in einem Therapiegespräch festgestellt werden muß. Gleichzeitig muß das Selbstbewußtsein sowie die Einheit von Körper–Geist–Seele im Vordergrund der Therapie stehen, da nur durch sie die tatsächliche Einheit dieses Menschen wiederhergestellt werden kann.

Pubertät

(s.a. Akne, Angst, Belastung, Brüste, Einheit von Körper–Geist–Seele, Entwicklungsjahre, Erwartungshaltung, Frigidität, Gefühle, Kraftblüten, Potenz, Selbstbewußtsein, Selbstmordversuch, Toleranz, Ungeduld, Verantwortungsgefühl)

Die als Pubertät bezeichnete Entwicklung vom Kind zum Erwachsenen ist nicht nur organisch/körperlich eine entscheidende Zeit, sondern insbesondere heutzutage auch in seelisch/psychischer Hinsicht. Denn der Stellenwert der Sexualität wird durch die Medien vollkommen falsch interpretiert (s. S. 121), was besonders für die Heranwachsenden verheerende Folgen mit sich bringt und häufig genug in einem seelisch/psychischen Fiasko endet, wie einschlägige Statistiken beweisen.

So ist es neben einer vernünftigen Erziehung, welche offene Gespräche über alle Lebensbereiche beinhalten muß, möglich, durch die Bach-Blütentherapie innere Notstände der Jugendlichen in der Pubertät auszugleichen, damit sie sich nicht zu gestörten und verstörten Erwachsenen entwickeln.

Quetschung (Compressio)

s. Unfall

Rachenentzündung (Pharyngitis)

(s.a. Atemwegserkrankungen, Schnupfen)
Der Rachen (Pharynx) ist als Teil des Kopfes/Halses zu betrachten und somit als ein Organbereich, der bei Atemwegs- und Erkältungskrankheiten betroffen ist.

Reinigung

s. Antibiotika-Beseitigung

Reisekrankheit (Kinetose)

(s.a. Angst, Einheit von Körper–Geist–Seele, Erwartungshaltung, Kraftblüten, Selbstbewußtsein, Selbstmordversuch)
Als Reisekrankheit werden Schwindel und Übelkeit bezeichnet, unter denen ein Mensch in einem Fahrzeug leidet. Die Bach-Blüten können hier nur eine bedingte Hilfe darstellen, da es sich in diesen Fällen in der Regel um Gleichgewichtsstörungen des dafür zuständigen Teilbereiches im Gehirn, dem Gleichgewichtszentrum, handelt. Es kann aber auf den seelisch/psychischen Zustand der Betroffenen eingegangen werden, wenn sie nicht reisen, was sich auch organisch/körperlich auswirkt.

Reizbarkeit

(s.a. Ärger, Angst, Belastung, Einheit von Körper–Geist–Seele, Erwartungshaltung, Gefühle, Kraftblüten, Lebensfreude, Selbstbewußtsein, Selbstmordversuch, Sexualität, Toleranz, Ungeduld, Verantwortungsbewußtsein)
In der heutigen schnellebigen und leistungsbezogenen Zeit neigen die Menschen sehr leicht zu Launenhaftigkeit und Reizbarkeit. Diese sind jedoch meistens das Resultat vollkommener Überlastung und somit extrem herabgesetzter Belastbarkeit.

Rekonvaleszenz

(s.a. Abwehrkräfte, Angst, Belastung, Einheit von Körper–Geist–Seele, Immunabwehr, Kraftblüten, Lebensfreude, Selbstbewußtsein, Selbstmordversuch, Ungeduld)
Die Rekonvaleszenz genannte Erholung nach schwerer Erkrankung/Krankheit/Verletzung ist für den weiteren Verlauf des Lebens von großer Wichtigkeit, da durch sie häufiger auftretende Krankheiten verhindert werden können. Hierzu tragen besonders die „Kraftblüten" bei und die Bach-Blüten, mit denen auf die seelisch/psychische und organisch/körperliche Befindlichkeit des Betroffenen eingegangen wird.

Rheuma

(s.a. Angst, Arthritis, Arthrose, Belastung, Bewegungsapparat, Chronisches Geschehen, Einheit von Körper–Geist–Seele, Entwicklungsjahre, Erwartungshaltung, Gefühle, Kraftblüten, Muskelverkrampfungen, Schmerzen, Selbstbewußtsein, Selbstmordversuch, Toleranz, Ungeduld, Verantwortungsbewußtsein)
Es ist besonders wichtig zu unterscheiden, ob es sich um „echtes" Rheuma handelt, das anhand des Rheumafaktors diagnostiziert werden kann, oder aber um rheumaähnliche Symptome. Beide können mit der Bach-Blütentherapie organisch/körperlich behandelt werden, jedoch nicht in bezug auf die seelisch/psychische Disposition.
Die rheumaähnlichen Symptome sind ein organsprachliches „Aufmerksammachen" dar-

auf, daß der Betroffene eine fehlgesteuerte Gefühlswelt hat, in der hauptsächlich Macht und Druck ausgeübt werden. Dies richtet sich gegen die eigene Person wie auch gegen die Umgebung und beruht auf einem besonderen Perfektionismus, der bereits häufig in der Kindheit anerzogen wurde.

Dagegen ist beim nachgewiesenen Rheumafaktor der Hintergrund ähnlich wie bei den Nierenerkrankungen: Er birgt eine karmische Komponente in sich. Auch wenn nur auf die organisch/körperliche Symptomatik eingegangen werden kann, bringt diese – durch die Schmerzlinderung und das Hinauszögern der Versteifung der Gelenke – doch auch positive Auswirkungen auf die seelisch/psychische Befindlichkeit des Erkrankten mit sich.

„Rowdytum"

(s.a. Angst, Belastung, Einheit von Körper–Geist–Seele, Entwicklungsjahre, Erwartungshaltung, Gefühle, Kinder, Kraftblüten, Labilität, Lebensfreude, Pubertät, Selbstbewußtsein, Selbstmordversuch, Sexualität, Toleranz, Ungeduld, Verantwortungsbewußtsein)

„Rowdytum" ist in der heutigen Zeit weit verbreitet und hat seinen Hintergrund in der extremen Angst und Verunsicherung, der herabgesetzten Belastbarkeit und dem stark verminderten Selbstbewußtsein der jungen Menschen.

Schilddrüse (Glandula thyreoidea)

(s.a. Ärger, Angst, Belastung, Einheit von Körper–Geist–Seele, Entwicklungsjahre, Erwartungshaltung, Gefühle, Kraftblüten, Pubertät, Selbstbewußtsein, Selbstmordversuch, Sexualität, Toleranz, Ungeduld, Verantwortungsbewußtsein)

Die Schilddrüse ist eines der wichtigsten „Schaltorgane" für den hormonellen Regelkreis. Sie ist abhängig vom vegetativen Nervensystem und von der Seele/Psyche. Eine Unter- bzw. Überfunktion möchte den Menschen darauf aufmerksam machen, daß sich sein gesamter Organismus/Körper in einer Art „chaotischem Zustand" befindet. Dies ist bereits zu beobachten, wenn Jugendliche, die in der Pubertät stehen, plötzlich Schilddrüsenfunktionsstörungen zeigen, die jedoch wieder verschwinden, wenn der junge Mensch mit der Veränderung in seinem Körper „klargekommen" ist. Es kann sich auch eine Unter- bzw. Überfunktion der Schilddrüse entwickeln, die sich verschlimmert, wenn seelisch/psychische Probleme nicht aufgearbeitet werden konnten.

In der Schulmedizin wird bei einer Unterfunktion meistens das Schilddrüsenhormon Thyroxin in verschiedenen Medikamentenformen zugeführt, wogegen bei einer Überfunktion zu einer Operation geraten wird. Beides ist nicht notwendig, wenn mit der Bach-Blütentherapie die tatsächliche Ursache für diese Funktionsstörungen im Therapiegespräch herausgefunden und ausgeglichen wird.

Schlaflosigkeit

(s.a. Ärger, Angst, Belastung, Einheit von Körper–Geist–Seele, Erwartungshaltung, Gefühle, Kraftblüten, Selbstbewußtsein, Selbstmordversuch, Sexualität, Streß, Toleranz, Überlastung, Ungeduld)

Der Schlaf dient als Ruhe- und Entspannungsphase, in der die Seele dem Menschen die für das weitere Leben notwendige Energie vermitteln kann. Das Unterbewußtsein kann sich „entladen", was sich in diversen Träumen äußert, so daß eine Entspannung der Seele/Psyche möglich wird.

Diese Entspannung und „Neuauftankung" ist jedoch durch die Vielfalt an äußeren Einflüssen für viele Menschen nicht in dem erforderlichen Maße möglich. Sie leiden entweder an Einschlaf- und/oder Durchschlafstörungen.

Durch die stark herabgesetzte Energiezufuhr und die fehlende Entspannung des Unterbewußtseins sind die Gesamtfunktionen des Organismus/Körpers gestört, weshalb der Mensch sich stets „gerädert" und unwohl fühlt und verstärkt zu Erkrankungen und Unfällen neigt. Durch die Bach-Blütentherapie ist es möglich, diesen „Teufelskreis" zu durchbrechen, indem die „Gedankenwelt" dieser Menschen in Ordnung gebracht und gezielt auf die seelisch/psychische Problematik eingegangen wird, wobei die folgenden Bach-Blüten eine sehr wichtige Rolle spielen:

- Hornbeam,
- Honeysuckle,
- Holly,
- Centaury,
- White Chestnut.

Schlaganfall (Apoplexie)

s. Gehirnschlag

Schleim, festsitzender

s. Abwehrkräfte, Antibiotika-Beseitigung, Atemwegserkrankungen, Hustenlösende Wirkung, Kraftblüten

Schleimlösende (sekretolytische Wirkung)

s. Abhusten, Antibiotika-Beseitigung, Hustenlösende Wirkung

Schmerzen, allgemein

(s.a. Kraftblüten, Selbstmordversuch, Trauma, Unfall)
Bei Schmerzen ist grundsätzlich abzuklären, welche Ursache ihnen zugrunde liegt, um gezielt gegen sie vorgehen zu können. Ist ihr tatsächlicher Hintergrund diagnostiziert und kann so gezielt behandelt werden, bedeutet

die Bach-Blütentherapie eine effektive Schmerzlinderung.

Schmerzstillung

(s.a. Schmerzen)
Die Bach-Blütentherapie dient der Heilung sowie der Stillung der Schmerzen, da durch die gezielte Anwendung auf die Grundproblematik des Menschen die Schmerzen verschwinden und so der Heilungsprozeß ungestört verlaufen kann. Dabei spielen die folgenden Blüten eine sehr wichtige Rolle:

- Impatiens,
- Hornbeam,
- Centaury,
- Aspen,
- Oak.

Schnittwunden

s. Blutungen akute, Kraftblüten, Schmerzen, Unfall, Wunden

Schnupfen (Rhinitis)

(s.a. Abwehrkräfte, Ärger, Angst, Belastung, Einheit von Körper–Geist–Seele, Erwartungshaltung, Gefühle, Immunabwehr, Kraftblüten, Selbstbewußtsein, Selbstmordversuch, Toleranz, Ungeduld, Verantwortungsbewußtsein)
Schnupfen ist einerseits seelisch/psychisch und andererseits organisch/körperlich mit der Bach-Blütentherapie zu behandeln. Organsprachlich bedeutet die Neigung zu häufigem Schnupfen bzw. ein Dauerschnupfen, daß der betroffene Mensch im wahrsten Sinne des Wortes von seinem Leben „die Nase voll" hat, was teilweise auch auf virale Infektionen zutrifft.
So ist es am besten, die Therapie mit einer Entgiftung zu beginnen – gleichgültig, welcher Genese der Schnupfen ist. Es sollte je-

doch bereits der seelisch/psychische Hintergrund durch ein Therapiegespräch abgeklärt sein, so daß eine „Persönlichkeitsveränderung" zur Regulierung dieser Disposition so schnell wie möglich durchgeführt werden kann und der Betroffene wieder Freude am Leben gewinnt.

Schock (allergischer, kreislaufbedingter, psychischer, traumatischer, unfallbedingter)

s. Allergie, Kraftblüten, Selbstmordversuch, Trauma, Unfall, Zittern

Schürfwunden

s. Wunden

Schulter-Arm-Syndrom

s. Bewegungsapparat, Chronisches Geschehen, Knochen, Muskelverkrampfung, Schmerzen

Schuppen (Squamae)

s. Kopfschuppen

Schuppenflechte (Psoriasis)

s. Allergie, Angst, Einheit von Körper–Geist–Seele, Haut, Neurodermitis, Selbstbewußtsein, Selbstmordversuch

Schwäche

(s.a. Abwehrkräfte, Angst, Belastung, Chronisches Geschehen, Einheit von Körper–Geist–Seele, Erwartungshaltung, Gefühle, Kraftblüten, Selbstbewußtsein, Selbstmordversuch, Sexualität, Toleranz, Ungeduld, Verantwortungsbewußtsein)

Es ist zu unterscheiden zwischen der seelisch/psychischen und der organisch/körperlichen Schwäche eines Menschen, wobei letztere häufig das Resultat eines seelisch/psychischen Notstandes ist.

Durch die Bach-Blüten ist es möglich, diesen auszugleichen, wodurch auch die organisch/körperlich schwache Disposition behoben werden kann, welche wiederum der Grundstein für die Entwicklung organisch/körperlicher Krankheiten ist.

Schwangerschaft (Gravidität)

s. Geburt, Neugeborene

Schwangerschaftserbrechen (Hyperemesis gravidarum)

(s.a. Angst, Belastung, Einheit von Körper–Geist–Seele, Erwartungshaltung, Gefühle, Kraftblüten, Lebensfreude, Selbstbewußtsein, Selbstmordversuch, Sexualität, Toleranz, Verantwortungsbewußtsein)

Das Erbrechen, insbesondere in den ersten Monaten einer Schwangerschaft, ist nicht grundsätzlich auf den veränderten Hormonhaushalt und den erhöhten Nährstoffverbrauch der Schwangeren zurückzuführen. Auch die seelisch/psychische Komponente ist unbedingt zu beachten, was innerhalb eines gezielten Therapiegespräches möglich ist.

Schwangerschafts-depression

(s.a. Angst, Belastung, Depression, Einheit von Körper–Geist–Seele, Erwartungshaltung, Gefühle, Kraftblüten, Selbstbewußtsein, Selbstmordversuch, Sexualität, Toleranz)
Die Depression innerhalb der Schwangerschaftsmonate wird in der Schulmedizin auf die hormonelle Umstellung zurückgeführt. Der seelisch/psychische Hintergrund ist jedoch der, daß die betroffenen Frauen eine tiefsitzende Angst vor der neuen, unbekannten Lebenssituation haben und befürchten, dieser nicht entsprechend ihren eigenen Vorstellungen und/oder denen ihrer näheren Umgebung gerecht werden zu können. Dies kann nicht nur bei der ersten Schwangerschaft, sondern auch bei wiederholten Geburten der Fall sein. Mit der Bach-Blütentherapie kann das Selbstvertrauen dieser Frauen gestärkt werden.

Schweißausbrüche

(s.a. Belastung, Einheit von Körper–Geist–Seele, Erwartungshaltung, Gefühle, Kraftblüten, Körperausdünstung, Selbstmordversuch, Toleranz, Ungeduld, Verantwortungsbewußtsein)
Die Neigung zu Schweißausbrüchen ist in der Regel seelisch/psychisch bedingt und steht mit Angst, Unsicherheit, Nervosität, also mit mangelndem Selbstvertrauen, in Zusammenhang.

Schweißfüße

s. Fußschweiß, Schweißausbrüche

Schweißhände

s. Hände, feuchte, Schweißausbrüche

Schwerhörigkeit

(s.a. Angst, Belastung, Einheit von Körper–Geist–Seele, Gefühle, Kraftblüten, Selbstbewußtsein, Selbstmordversuch, Toleranz, Verantwortungsbewußtsein)
Die ständige Beeinflussung des Gehöres durch die Außenwelt ist bekannterweise ein Grund dafür, daß bereits junge Menschen Gehörschäden aufweisen, die zu irreparabler Schwerhörigkeit führen und durch die Bach-Blütentherapie in keinster Weise beeinflußt werden können. Hingegen kann eine gewisse positive Wirkung durch die Bach-Blüten erfolgen, wenn sich der Mensch die Schwerhörigkeit als „Schutzmantel" zugelegt hat, um die nähere Umgebung nicht mehr akustisch wahrnehmen zu müssen.

Schwermut

s. Angst, Belastung, Einheit von Körper–Geist–Seele, Depression, Erwartungshaltung, Gefühle, Kraftblüten, Lebensfreude, Melancholie, Selbstbewußtsein, Selbstmordversuch, Toleranz, Trauma, Verantwortungsbewußtsein

Schwindel (Vertigo)

Klagt ein Mensch über Schwindel bzw. Schwindelanfälle, so sind diese unbedingt diagnostisch abzuklären. Dabei sollen Bach-Blüten sofort auf den seelisch/psychischen Notzustand wirken, bis auf die diagnostizierte eigentliche Ursache des Schwindels mit weiteren Bach-Blüten eingegangen werden kann.

Sehkraft

(s.a. Ärger, Angst, Belastung, Einheit von Körper–Geist–Seele, Erwartungshaltung, Gefühle, Kraftblüten, Selbstbewußtsein, Selbst-

mordversuch, Sexualität, Toleranz, Ungeduld, Verantwortungsbewußtsein)
Die Sehkraft ist nicht nur ausschließlich abhängig von der „Augenenergie", sondern auch von der Intensität, mit der der Mensch die Lebenssituationen sehen kann bzw. wahrnehmen möchte, wobei eine genaue Differenzierung zwischen Nähe und Ferne erfolgt. Nähe bedeutet dabei organsprachlich nicht nur die nähere Umgebung, also das direkte Umfeld, sondern das gesamte jetzige Leben, Ferne weist auf die nähere und weitere Zukunft hin. Die Sehkraft kann u.U. durch die gezielte Anwendung der Bach-Blüten verbessert werden, indem der Mensch lernt, mit allen Lebensbereichen und -belangen entsprechend umzugehen, was einen enormen Entwicklungsprozeß darstellt.

Sehne (Tendo)

s. Antibiotika-Beseitigung, Belastung, Bewegungsapparat, Entzündung, Fraktur, Knochen, Kraftblüten, Unfall, Wunden

Sehnenscheidenentzündung (Tendovaginitis)

s. Antibiotika-Beseitigung, Belastung, Bewegungsapparat, Entzündung, Gewebe, Knochen, Kraftblüten, Überlastung, Streß

Selbstbewußtsein

(s.a. Angst, Autoaggression, Belastung, Bulimie, Chronisches Geschehen, Einheit von Körper–Geist–Seele, Entwicklungsjahre, Erwartungshaltung, Gefühle, Kinder, Kraftblüten, Lebensfreude, Pubertät, Rekonvaleszenz, Selbstmordversuch, Sexualität, Sexueller Mißbrauch, Toleranz, Verantwortungsbewußtsein)
Die seelisch/psychische Stärke, das Selbstbewußtsein, hat insbesondere in der heutigen Zeit sehr viele krankmachende Momente. In der herrschenden Leistungsgesellschaft sowie im gesamten künstlichen Gesellschaftssystem ist es nicht mehr möglich, wahre Gefühle oder besondere Stärken und erst recht Schwächen zu zeigen. Dadurch haben viele Menschen ein diesen Erfordernissen entsprechendes, vermeintliches Selbstbewußtsein entwickelt, das jedoch in der Regel auf sehr „wackeligen Füßen" steht und beim geringsten Fehlschlag in sich zusammenstürzt.
Dies wird in unterschiedlichster Art ausgelebt: entweder in Angstattacken oder aber in extremer Aggression. Beide Formen hinterlassen tiefe seelisch/psychische Wunden, welche irgendwann zu einer Erkrankung führen und/oder ein Leben mit ständigen Mißerfolgen mit sich bringen, da dem Betroffenen jegliche Weitsicht abhanden gekommen ist. Dies kann sehr schnell innerhalb eines Therapiegespräches herausgefunden werden.
Es hat sich vor allem in den letzten Jahren in der Generation bis 40 Jahre eine besondere Form von Selbstbewußtsein entwickelt, das als vollkommen übersteigert bezeichnet werden kann. Es ist aufgesetzt und kommt keineswegs aus dem Innersten, also aus einer seelisch/psychischen Stabilität heraus, und macht somit krank. Mit den Bach-Blüten kann es zu „echtem" Selbstvertrauen umgewandelt werden.
Es ist in vielen Lebensphasen notwendig, daß das echte Selbstbewußtsein unterstützt werden muß, wie z.B. in besonders schwierigen Situationen und/oder Krankheitsphasen. Eine Unterstützung durch die Bach-Blüten führt dazu, daß der Betroffene die Situation unbeschadet meistern und so sein Leben in Freude fortführen kann, denn ohne Selbstvertrauen ist ein gesundes und glückliches Leben unmöglich.
Zu einem gesunden Selbstbewußtsein verhelfen nachfolgende Bach-Blüten, wobei jedoch stets der Mensch zur Mitarbeit aufgefordert ist:
– Agrimony hilft dabei, die künstliche Maske aufzulockern und so die Grundlage zum

Aufbau eines echten Selbstbewußtseins zu legen;

- Aspen minimiert und reguliert künstlich aufgebauschte Ängste und Befürchtungen;
- Beech hilft, die innere Härte zu lockern;
- Centaury stellt die Verbindung zum eigenen Inneren, also der Seele/dem Unterbewußtsein her, woraus enorme Energie geschöpft werden kann;
- Cherry Plum hilft denjenigen Menschen, die zu Überängstlichkeit und/oder zu Aggressivität neigen, dies zu regulieren und Mut aufzubauen;
- Chestnut Bud lehrt diese Menschen zu erkennen, daß auch sie, und nicht nur ihre Mitmenschen, Fehler machen und Fehlentscheidungen treffen;
- Chicory verhilft dazu, das Leben realistisch zu sehen;
- Crab Apple hilft – insbesondere in Verbindung mit der Blüte Honeysuckle –, dramatische und sehr belastende Lebenssituationen so zu verarbeiten, daß diese als Vergangenheit anerkannt werden, die nützlich und ein wichtiger „Lernfaktor" ist;
- Gentian hilft grundsätzlich dabei, ein gesundes Selbstvertrauen aufzubauen;
- Gorse ist insbesondere dann anzuwenden, wenn mit der Bach-Blütentherapie begonnen wird, damit ein Entwicklungsprozeß eingeleitet werden kann;
- Heather wirkt regulierend bei Menschen, die sich aus überzogenem Selbstbewußtsein heraus grundsätzlich in den Vordergrund spielen, aber auch bei Menschen, die sich ständig in sich selbst zurückziehen;
- Holly hilft, die für ein gesundes Selbstbewußtsein notwendige Toleranz sich selbst sowie den Mitmenschen gegenüber aufzubauen, wirkt darüber hinaus ausgleichend, wenn Menschen „aus heiterem Himmel" zu aggressiven Attacken neigen;
- Honeysuckle: s. Crab Apple;
- Hornbeam ist die absolute „Kraftdusche";
- Impatiens verhilft dazu, daß sich die Geduld anderen Menschen gegenüber entwickeln kann und die Erkenntnis, daß auch andere Leute „Menschen" sind;
- Larch hilft, ausweglos scheinende Lebenssituationen für den Moment zu akzeptieren, damit sich aus dieser Akzeptanz eine Neuerung entwickeln kann;
- Mimulus gleicht alle aufgestauten Ängste und Befürchtungen aus;
- Mustard ist insbesondere dann anzuwenden, wenn der Mensch in ein „tiefes dunkles Loch" gefallen ist;
- Oak vermittelt Mut und Durchhaltevermögen für alle erdenklichen Lebenslagen und Genesungsprozesse;
- Olive vermittelt ebenfalls Kraft und Energie, wenn schwierige Entwicklungs- bzw. Genesungsphasen zu durchlaufen sind;
- Rock Rose hilft Menschen – häufig bereits im Vorfeld –, die zu panischen Ängsten neigen, vollkommen gleichgültig, ob diese berechtigt sind oder nicht;
- Rock Water reguliert besondere Halsstarrigkeit, die auf ein geringes Selbstbewußtsein schließen läßt, denn jeder selbstbewußte Mensch besitzt eine ausreichende Toleranz;
- Scleranthus verhilft dazu, das innere Gleichgewicht zu erlangen, und ist insbesondere zu Therapiebeginn anzuwenden, aber auch nach schwierigen Entwicklungs- und Krankheitsphasen;
- Star of Bethlehem ist insbesondere dann anzuwenden, wenn traumatische Erlebnisse jegliches Selbstbewußtsein zerstört haben;
- Sweet Chestnut vermittelt Kraft nach Erlebnissen, welche sehr viel Mut und Durchhaltevermögen erfordert haben; hier ist genau zwischen Sweet Chestnut und Oak zu differenzieren: die Erlebnisse, nach denen Sweet Chestnut verabreicht werden soll, sind nicht so schwerwiegend, wie die, nach denen Oak benötigt wird;
- Vine verhilft dazu, zu erkennen, daß nach jeder Anspannung eine entsprechende Entspannung den Aufbau erneuter Ängste und Befürchtungen, die sich unweigerlich bewahrheiten, vermeidet;

– Walnut verhilft in allen Entwicklungs-, Lebens- sowie in Genesungsphasen zur nötigen Standfestigkeit und Unbeeinflußbarkeit;
– Water Violet hilft denjenigen Menschen, die ein derartig übersteigertes Selbstbewußtsein entwickelt haben, daß sie meinen, „über Leichen" gehen zu können;
– White Chestnut hilft Menschen, die ausgesprochen kopflastig sind und somit ihre Energie verschleudern;
– Wild Rose hilft, das Leben realistisch zu sehen und anzunehmen;
– Willow verhilft zur Entspannung in allen Lebenslagen, wodurch sich die Sichtweise verändern kann;
– Rescue Remedy ist die „Erste-Hilfe" in allen Lebens- sowie Krankheitssituationen, die dramatisch scheinen oder es tatsächlich sind.

Selbstheilungskräfte

(s.a. Abwehrkräfte, Antibiotika-Beseitigung, Einheit von Körper–Geist–Seele, Heilungsverlauf, Impfen, Kinderkrankheiten, Kraftblüten)
Die als Selbstheilungskräfte bezeichnete körpereigene Aktivität, die in der Lage ist, sofort zu reagieren, sobald eine gewisse „Unordnung" und/oder Fremdeinwirkung innerhalb des Organismus/Körpers besteht, wird von der heutigen modernen Schulmedizin nicht mehr anerkannt und auch nicht gefördert. Im Gegenteil wird alles nur erdenkliche getan, um die Selbstheilungskräfte nicht aktiv werden zu lassen, was bereits mit der Impfung der Säuglinge beginnt (s.S. 102).
Innerhalb der Naturheilkunde werden jedoch die noch vorhandenen Selbstheilungskräfte gefördert und somit häufig Ergebnisse erzielt, welche die moderne Schulmedizin derartig verblüffen, daß von „Zufall" oder „Wunder" gesprochen wird, was jedoch weder das eine noch das andere ist, sondern eine ganz natürliche Reaktion des erkrankten und/oder verletzten Organismus/Körpers.

Selbstmordversuch (Suizidversuch)

(s.a. Angst, Belastung, Einheit von Körper–Geist–Seele, Erwartungshaltung, Gefühle, Kraftblüten, Lebensfreude, Selbstbewußtsein, Selbstmordversuch, Sexualität, Toleranz, Verantwortungsbewußtsein)
Es gibt viele Gründe für einen Menschen, „Hand an sich selbst zu legen" und zu versuchen, sich zu töten. Ein Selbstmordversuch ist der intensivste Hilfeschrei, der von einem Menschen „ausgestoßen" werden kann, der jedoch meistens – insbesondere von der Schulmedizin – vollkommen mißverstanden wird, weshalb viele Betroffene weitere Selbstmordversuche unternehmen, bis ihnen der Selbstmord letztendlich „gelingt".
Dieser Hilfeschrei eines Menschen ist durch die Bach-Blütentherapie dahingehend zu beantworten, daß neben einer ausgesprochen menschlich geführten Gesprächstherapie der gesamte innere Notstand mit den Blüten Centaury, Gorse, Honeysuckle, Hornbeam, Oak, die über einen Mindestzeitraum von 1 Monat gegeben werden sollten, reguliert wird, bevor auf das „Persönlichkeitsbild", das sich entwickelt hat, weiterhin stabilisierend eingewirkt werden kann.

Sexualität

s. Blasenentzündung, Brüste, Frigidität, Harnsteine, Nieren, Potenz, Postmenopause, Prostata, Pubertät

Sexueller Mißbrauch

(s.a. Angst, Autoaggression, Bulimie, Einheit von Körper–Geist–Seele, Gefühle, Kraftblüten, Selbstbewußtsein, Selbstmordversuch)
Es ist in der heutigen Zeit, in der alle sexuellen Bedürfnisse ausgelebt werden, keine Seltenheit mehr, daß bereits Säuglinge und

Kleinkinder zur Befriedigung dieser abartigen Sexualität mißbraucht werden, was neben organisch/körperlichen Verletzungen auch schwerste seelisch/psychische Notsituationen zur Folge hat. Sie ziehen sich wie ein roter Faden durch das ganze Leben und enden sehr häufig mit Selbstmord.

Den betroffenen Menschen ist mit der Bach-Blütentherapie ganz gezielt zu helfen, indem die Vergangenheitsbewältigung durch die Blüte Honeysuckle und den „Persönlichkeitsblüten" eingeleitet wird. Sie kann neben einer sehr menschlich geführten Gesprächstherapie diesen Menschen das Leben erleichtern, so daß langsam und sukzessive ihr Selbstbewußtsein wieder aufgebaut werden kann.

Sexuelle Überaktivität

(s.a. Angst, Einheit von Körper–Geist–Seele, Erwartungshaltung, Gefühle, Kraftblüten, Lebensfreude, Potenz, Prostata, Selbstbewußtsein, Selbstmordversuch, Toleranz, Verantwortungsbewußtsein)

In der heutigen Zeit der Überbewertung der Sexualität gleicht der Geschlechtsakt häufig einer sportlichen Leistung. Viele Menschen meinen, sexuell immer „bereit" sein zu müssen und somit keine differenzierte Auswahl mehr treffen zu dürfen. Sie geraten so in eine sexuelle Überaktivität, die mit dem wahren Sinn der Sexualität in der Partnerschaft nichts mehr gemein hat, sondern eine reine Befriedigung des Sexualtriebes ist. Vielen dieser so lebenden Menschen ist jedes Mittel recht, und so kann sich sehr schnell eine „Triebtäterschaft" entwickeln, die weder mit Gefängnisstrafe noch mit der üblichen psychologischen Betreuung heilbar ist!

Dafür gibt es folgende Gründe: Diese Menschen haben niemals gelernt, was wahre Liebe bedeutet. Sie haben niemals Verantwortung für sich selbst und erst recht nicht für andere Menschen und/oder Tiere übernommen. Dies ist in der heutigen Zeit ein allgemeines

Problem, weshalb nicht „nur" mehr und mehr Sexualverbrechen erfolgen, sondern sich der sog. „Sexualtourismus" entwickeln konnte, der ein „verstecktes Triebtätertum" ist!

Die Bach-Blütentherapie kann nur unter der Prämisse wirken, daß die Betroffenen Hilfe suchen und innerlich annehmen und so in einer sehr menschlichen Gesprächstherapie den wahren Sinn ihres persönlichen Lebens erkennen lernen und begreifen, daß dieser nicht im Ausleben des Sexualtriebes besteht.

Sonnenallergie

(s.a. Allergie, Angst, Belastung, Einheit von Körper–Geist–Seele, Erwartungshaltung, Kraftblüten, Lebensfreude, Selbstbewußtsein, Selbstmordversuch)

Die Sonnenallergie ist neben der Lebensmittelallergie die problematischste aller Allergieformen, da das Allergen ein für das Leben existentieller Faktor ist.

Sportverletzung

s. Bewegungsapparat, Entzündung, Gewebe, Knochen, Muskelverkrampfungen, Trauma, Unfall, Wunden

„Sterbehilfe"

Dieser Begriff darf keineswegs mit „Euthanasie" in Zusammenhang gebracht werden, wie dies gewöhnlich geschieht. Er meint eine besondere Hilfe durch die Bach-Blüten, durch die der Mensch, wenn seine Zeit auf der Erde zu Ende ist, in aller Ruhe und ohne jede – leider übliche – Angst „in eine andere Welt hinüberschlafen" kann. Durch die Blüten Hornbeam, Gorse, Centaury, Aspen, Oak erhält die Seele dieses Menschen die dazu nötige Kraft (s.S. 24).

Stillzeit

(s.a. Geburt, Kraftblüten, Milchsekretion, Neugeborene, Selbstbewußtsein)
Die Stillzeit ist für viele junge Mütter keine sehr einfache Zeit, einerseits wegen des veränderten Lebens mit einem Säugling und andererseits wegen einer gewissen Ratlosigkeit, da es in der heutigen Zeit zur „Modeerscheinung" geworden ist, wann gestillt wird und wann dies nicht der „Mode" entspricht. Dabei ist es das natürlichste der Welt, daß Neugeborene mit der Muttermilch ernährt werden, in der nicht nur alle Nährstoffe enthalten sind, welche sie benötigen, sondern die gleichzeitig die noch nicht erworbenen körpereigenen Abwehrkräfte aktiviert. In dieser für die Neugeborenen wichtigen Zeit sollte das Selbstvertrauen der Mütter stabilisiert werden und die kleinen Erdenbürger mit der Blüte Walnut einen gewissen Schutz erhalten.

Stimmbänder (Ligamentum vocale, Stimmapparat/Glottis)

s. Abwehrkräfte, Atemwegserkrankungen, Belastung, Heiserkeit, Husten, Immunabwehr, Kraftblüten, Selbstbewußtsein, Selbstmordversuch, Toleranz, Ungeduld

Stirnhöhlenvereiterung (Sinusitis frontalis)

s. Kieferhöhlenentzündung, Zyste

Streß

(s.a. Ärger, Angst, Belastung, Cholesterin, Einheit von Körper–Geist–Seele, Erwartungshaltung, Gefühle, Kraftblüten, Selbstbewußtsein, Selbstmordversuch, Sexualität, Toleranz, Ungeduld, Verantwortungsbewußtsein)
Dieser Zustand von Überlastung ist eine moderne Zeiterscheinung. Der Mensch hat jedoch zu lernen, innerhalb seines gesamten Lebens genauer zu selektieren, was seinem Wohlbefinden tatsächlich nützlich ist und was lediglich der Befriedigung gesellschaftlicher Normen und der unnötigen persönlichen Gier, insbesondere nach vermeintlicher Anerkennung und Liebe von Mitmenschen, dient!
Dieser Lernprozeß kann durch die „Persönlichkeitsblüten" unterstützt werden.

Stumpfe Verletzungen (stumpfe Traumen)

s. Unfall

Suchtprobleme

(s.a. Angst, Belastung, Einheit von Körper–Geist–Seele, Entwicklungsjahre, Erwartungshaltung, Gefühle, Kinder, Kraftblüten, Lebensfreude, Pubertät, Selbstbewußtsein, Selbstmordversuch, Sexualität, Toleranz, Verantwortungsbewußtsein)
Die Tendenz, Probleme mit der Befriedigung einer Sucht vermeintlich zu lösen, hat erschreckende Ausmaße angenommen, wie diverse Statistiken beweisen.
Die Bach-Blütentherapie kann hier grundsätzlich helfen. Einerseits kommt es, werden Bach-Blüten rechtzeitig verabreicht, überhaupt nicht so zur Sucht. Andererseits wird durch sie die Entzugszeit erleichtert, der „trockene Zustand" kann erhalten werden und es kommt zu keinen Rückfällen. Dabei sind insbesondere die gravierendsten Faktoren der Sucht, nämlich die Angst sowie das nicht vorhandene Selbstbewußtsein, gezielt zu regulieren. Voraussetzung hierfür ist eine vollkommen menschliche Gesprächstherapie, da der Auslöser für die Sucht meistens das

Gefühl ist, vollkommen alleingelassen zu sein, und der Betroffene in diesen Notsituationen wieder Menschlichkeit erfahren muß!

Tbc (Tuberkulose)

(s.a. Abwehrkräfte, Angst, Atemwegserkrankungen, Belastung, Einheit von Körper–Geist–Seele, Immunabwehr, Knochen, Kraftblüten, Lebensfreude, Lunge, Selbstbewußtsein, Selbstmordversuch, Ungeduld)
Die Tuberkulose schien gebannt zu sein, tritt jedoch seit einigen Jahren wieder verstärkt in einer so aggressiven Form auf, daß die Schulmedizin vor einem Rätsel steht, da die üblichen chemischen Medikationen so gut wie nicht anschlagen und die Erkrankten in Quarantäne bleiben müssen, bis die Tbc ausgeheilt zu sein scheint.
Durch die Bach-Blütentherapie ist es nicht nur möglich, auf den seelisch/psychischen Zustand der Erkrankten einzugehen, auch die organisch/körperliche Befindlichkeit kann gezielt mit den Bach-Blüten „behandelt" werden, je nach der Symptomatik, die der Patient zeigt. Insbesondere die Entgiftung sowie der Aufbau des Immunsystems haben dabei Vorrang.

Thrombose

(s.a. Antibiotika-Beseitigung, Entzündung, Kraftblüten, Venen)
Eine Thrombose bedeutet, daß sich ein Blutgerinnsel im Körper bilden konnte, das sich an einer Venenwand „festgeklebt" hat, so daß es entweder zu einer starken Minderdurchblutung oder aber zu einem Verschluß dieser Vene kommt. Dadurch wird das umliegende Gebiet derartig in Mitleidenschaft gezogen, daß es stark entzündet ist, was auch die Muskulatur betrifft.
Durch die Bach-Blütentherapie ist es nicht möglich, das Blutgerinnsel aufzulösen, jedoch besteht die Möglichkeit, die hochgradi-

ge Entzündung zu „normalisieren". Die Schmerzen werden minimiert, die Bewegungslust erwacht wieder. Dadurch wird die Gesamtdurchblutung gefördert und das Blutgerinnsel kann sich auflösen.

Toleranz

s. Intoleranz

Trauma

(s.a. Aggressivität, Allergie, Alzheimer-Krankheit, Angst, Autoaggression, Bulimie, Einheit von Körper–Geist–Seele, Entwicklungsjahre, Selbstmordversuch, Kraftblüten, Parkinson, Pubertät, Sexueller Mißbrauch)
Unter Trauma wird ein Erlebnis verstanden, das den Menschen in eine Art „Schockzustand" versetzt. Dies muß nicht unbedingt durch einen Unfall und dem daraus resultierenden Erschrecken – also durch einen organisch/körperlichen oder seelisch/psychischen Schock – erfolgen, sondern kann durch „einfache" Erlebnisse entstehen, die für einen Menschen einen Schock darstellen. Was als Schock wirkt und was nicht, darf jedoch nicht verallgemeinert werden, da jeder Mensch das Leben und Ereignisse vollkommen unterschiedlich empfindet.
So benötigt der Therapeut das nötige Einfühlungsvermögen, um die Empfindsamkeit des hilfesuchenden Menschen in einer menschlich geführten Gesprächstherapie herauszufinden, damit jedes traumatische Erlebnis entsprechend verarbeitet werden kann und somit keinerlei Grundlage mehr bietet für auftretende Krankheiten bzw. für seelisch/psychische Notlagen, aus denen sich u.U. schreckliche Lebenssituationen entwickeln. Insbesondere die folgenden Bach-Blüten können hier als „Einstiegstherapie" hilfreich sein:
– Hornbeam,
– Honeysuckle,

- Gorse,
- Cherry Plum,
- Oak.

Tumor

(s.a. Angst, Belastung, Einheit von Körper–Geist–Seele, Erwartungshaltung, Gefühle, Heilungsverlauf, Kraftblüten, Krebs, Lebensfreude, Selbstbewußtsein, Selbstheilungskräfte, Selbstmordversuch, Sexualität, „Sterbehilfe", Ungeduld, Verantwortungsbewußtsein)

Die Bildung von Tumoren bedeutet nicht „nur", daß das gesamte Immunsystem zusammengebrochen ist, sondern auch, daß die sog. Krebszellen durch hochgradig seelisch/psychische Notstände die „Starterlaubnis" erhalten haben, aktiv zu werden und sich an bestimmten Stellen in „Massen zu versammeln". Dabei wird in der Schulmedizin unterschieden nach gutartigen und bösartigen Tumoren, was aber in bezug auf die Bach-Blütentherapie nicht die geringste Rolle spielt, da durch die Hilfe der Blüten der seelisch/psychische Ist-Zustand zu Therapiebeginn „behandelt" wird. Im Vordergrund stehen der Lebensmut und somit die Aktivierung der Selbstheilungskräfte, wobei insbesondere die Blüten Impatiens, Hornbeam, Gorse, Centaury, Olive eine umfassende Hilfe darstellen, da sie Kraft vermitteln und der Betroffene gleichzeitig durch Impatiens zu der Erkenntnis gelangen kann, daß es für Hilfe, die aus dem eigenen Inneren, also der Seele, kommt, niemals zu spät ist. Es kann auch u.U. ein „sanftes Einschlafen und Aufwachen in der anderen Welt" erfolgen, wenn der Zeitpunkt dafür gekommen ist, was durch Centaury und Gorse unterstützt wird!

Übelkeit

Tritt bei einem Menschen häufiger Übelkeit auf, so ist die Ursache diagnostisch abzu-

klären. Mit den Bach-Blüten sollte sofort auf den sich zeigenden seelisch/psychischen Notstand eingegangen werden, damit sich der organisch/körperliche sehr schnell bessert, was durch die Blüten Hornbeam, Holly, Cherry Plum, Centaury, Oak unterstützt werden kann.

Überempfindlichkeit

s. Angst, Belastung, Egoismus, Einheit von Körper–Geist–Seele, Erwartungshaltung, Gefühle, Intoleranz, Kraftblüten, Selbstbewußtsein, Selbstmordversuch, Sexualität, Ungeduld, Überforderung, Verantwortungsbewußtsein

Überforderung

(s.a. Angst, Belastung, Einheit von Körper–Geist–Seele, Erwartungshaltung, Intoleranz, Kraftblüten, Schlaflosigkeit, Selbstbewußtsein, Selbstmordversuch, Sexualität, Ungeduld, Verantwortungsbewußtsein)

Bei der Klage über Überforderung ist eine Regulierung in zweifacher Hinsicht notwendig: Einerseits muß der Betroffene durch persönliche Arbeit an sich selbst zu dem Ergebnis kommen, daß Arbeit nicht das ganze Leben bedeutet, andererseits muß er diese Erkenntnis in die Tat umsetzen. Die Bach-Blüten können dies gezielt unterstützen.

Übergewicht

s. Fettsucht

Überreiztheit

s. Überforderung

Umweltbelastung

s. Wetterfühligkeit

Unfall

(s.a. Angst, Einheit von Körper–Geist–Seele, Gefühle, Gewebe, Knochen, Kraftblüten, Lebensfreude, Schock, Selbstbewußtsein, Selbstmordversuch, Trauma, Ungeduld)
Bei einem Unfall – gleichgültig, wie er erfolgt – ist es grundsätzlich wichtig, daß die Schocksituation so schnell wie möglich ausgeglichen wird, wozu die Rescue Remedy (s.S. 6) dient.
Durch eine sofortige oder möglichst schnelle Verabreichung der Rescue Remedy ist es möglich, daß die gesamten körperlichen Funktionen, die im Schockzustand entweder minimiert und/oder aber vollkommen fehlerhaft verlaufen, so schnell wie möglich reguliert werden, und daß die Selbstheilungsmechanismen aktiviert werden. Es ist also möglich, nach einem Unfall mit der Bach-Blütentherapie auf alle Symptome einzugehen, wie nachfolgend aufgeführt ist:

- *Starke Blutungen* können mit der Rescue Remedy sowie Cherry Plum gestillt werden. Cherry Plum ist zwar ohnehin ein Bestandteil der Notfalltropfen, jedoch kann bei einer zusätzlichen Gabe deren Wirkung um ein vielfaches gesteigert werden. Gleichzeitig wird der innere Mut gestärkt, was wichtig ist, um den Unfallschock so zu verarbeiten, daß keinerlei seelisch/psychischer Schaden entstehen kann.
- Genauso geht man bei *starken Schmerzen* vor, die enorm gemildert werden, so daß sich beim Verunfallten keine Panikstimmung entwickelt, durch die es zu weiteren Problemen kommen könnte, die mit dem Unfall gar nichts zu tun haben, sondern lediglich aus der Panik vor den Schmerzen heraus entstehen.
- *Stumpfe Verletzungen*, wie z.B. Verstauchungen oder Quetschungen, werden

ebenfalls wie oben beschrieben versorgt, wobei gleichzeitig eine äußerliche Anwendung in Form von Umschlägen möglich ist. Dadurch wird die Heilung beschleunigt, da die Selbstheilungskräfte aktiviert werden. Auch die zusätzliche Gabe von Oak, die eine besonders kräftigende Wirkung auf die knochenumgebenden Teile, die Sehnen und Bänder hat, trägt dazu bei.

- Bei *offenen Verletzungen* ist eine Reinigung wünschenswert. Die Blutung sollte nicht sofort vollkommen gestoppt werden – mit Ausnahme, wenn eine Arterie betroffen ist und die Verletzung eine fachgerechte Abbindung erforderlich macht –, denn durch sie wird die Wunde entsprechend gereinigt. Dies kann unterstützt werden mit den entsprechenden „Reinigungsblüten", die dem „stillen" Wasser zum Auswaschen der Wunde beigemischt werden. Die nachfolgende Behandlung richtet sich ganz nach der Art der Verletzung.
- Bei der *Ersten Hilfe* darf niemals vergessen werden, daß bei jedem Schockzustand nach einem wie auch immer gearteten Unfall – und scheint er noch so klein – eine enorme Portion an Energie „verpufft", die durch die Blüte Hornbeam sofort wieder zugeführt werden muß, da nur durch die Bach-Blüten eine effektive Aufarbeitung des Schockzustandes möglich ist.

Ungeduld

Dieser Ausdruck der menschlichen Gefühlswelt ist in der heutigen Zeit extrem verbreitet, was mit der Schnellebigkeit zu tun hat, die dem Menschen mehr Schaden als Nutzen zufügt. Durch Ungeduld wird sehr viel Wichtiges übersehen, und viele bereits getane Arbeit muß nochmal gemacht werden, da sie aus reiner Ungeduld nicht richtig erledigt wurde.
Dieses für den Menschen negative „Seelenpotential", welches zu schwerwiegenden Erkrankungen führen kann und das Leben erschwert, ist durch die Bach-Blüte Impatiens,

die den „Persönlichkeitsblüten" beigegeben wird, auszugleichen. Häufig dauert es bis zu 3 Monaten, bis die notwendige Gelassenheit von dem Betroffenen „erarbeitet" werden kann[7].

Unlust

(s.a. Ärger, Aggressivität, Angst, Belastung, Einheit von Körper–Geist–Seele, Erwartungshaltung, Gefühle, Intoleranz, Kraftblüten, Lebensfreude, Selbstbewußtsein, Selbstmordversuch, Streß, Überforderung, Ungeduld, Verantwortungsbewußtsein)
Klagt ein Mensch über ständige Unlust, so kann dies eine organisch/körperliche Ursache aufweisen, was diagnostisch abgeklärt werden muß, und/oder der Grund ist eine totale seelisch/psychische Überforderung, die sich jedoch vollkommen im verborgenen abspielt.

Unruhe

(s.a. Angst, Belastung, Einheit von Körper–Geist–Seele, Erwartungshaltung, Gefühle, Intoleranz, Kraftblüten, Lebensfreude, Nervosität, Schlaflosigkeit, Selbstbewußtsein, Selbstmordversuch, Sexualität, Streß, Ungeduld, Verantwortungsbewußtsein)
Unruhe kann verschiedene Auslöser haben, zeigt sich jedoch grundsätzlich als dieselbe Symptomatik, da die seelisch/psychische Ursache gleich ist, nämlich totale Überlastung und somit eine verminderte Belastbarkeit.

Untergewicht

s. Bulimie, Magersucht

---

[7] Seminare hierzu veranstaltet das „Info-Zentrum für Bach-Blütentherapie und andere natürliche Heilweisen für Mensch und Tier".

Unterleibsorgane (Urogenitalorgane)

(s.a. Blasenentzündung, Brüste, Chronisches Geschehen, Eifersucht, Frigidität, Gebärmuttererkrankungen, Gefühle, Harnsteine, Menstruation, Myom, Nieren, Postmenopause, Pubertät, Selbstbewußtsein, Selbstmordversuch)
Die Unterleibsorgane müssen grundsätzlich in ihrer Gesamtheit gesehen werden, wenn – und dies gilt für Frau und Mann gleichermaßen – organisch/körperliche Dysfunktionen auftreten.

Urlaubsende

Viele Menschen nutzen den ihnen zustehenden Urlaub von der ersten bis zur letzten Sekunde und geraten nicht nur häufig genug in die berühmtberüchtigten Verkehrsstaus, sondern haben auch keinerlei Gelegenheit, sich umzustellen. Dies ist insbesondere dann notwendig, wenn Reisen in andere Klimazonen unternommen werden. Dadurch kann keinerlei Erholung erfolgen, und diese Menschen neigen häufiger als andere insbesondere zu Infektionskrankheiten der Atemwege. Dieser „Teufelskreis" kann durch die Bach-Blüten unterbrochen werden, indem die Rescue Remedy bereits zu Urlaubsbeginn 3 Tage lang genommen wird sowie vor der Heimreise, so daß die Körperfunktionen einigermaßen normal und unbeeinflußt weiterarbeiten können.

Urogenitaltrakt

s. Blasenentzündung, Brüste, Chronisches Geschehen, Eifersucht, Einheit von Körper–Geist–Seele, Frigidität, Gebärmuttererkrankungen, Gefühle, Kraftblüten, Potenz, Prostata, Selbstbewußtsein, Unterleibsorgane

Vegetative Dystonie

s. Psychosomatische Krankheiten

Venen

(s.a. Hämorrhoiden)
Die Venen sind das „blutabführende" System, das die gesamten Schlackenstoffe bzw. Stoffwechselrückstände aus den Adern sowie den Zellen über den Pfortaderkreislauf in den großen Kreislauf zur Lunge transportiert. Dabei ist es wichtig, daß das venöse Blut nicht zu sehr verdickt, da es sonst u.U. zum verlangsamten Blutfluß und somit zur Bildung von sog. Plaques kommt, die sich an den Veneninnenwänden ablagern. So wird der Veneninnenraum verkleinert, und es kann zu sog. Krampfadern (Varizen) bzw. zu Verschlüssen kommen.
Durch die Bach-Blütentherapie kann eine durch Varizen und/oder Verschlüsse entstandene Entzündung reguliert werden, und daraus entstehende Gefahrenmomente können auf ein Minimum reduziert werden. Auch die seelisch/psychische Stimmung des Betroffenen kann gehoben und stabilisiert werden, was die Selbstheilungskräfte enorm anregt.

Verantwortungs bewußtsein

(s.a. Einheit von Körper–Geist–Seele, Gefühle, Kraftblüten, Selbstbewußtsein)
Dieses positive „Seelenpotential" ist vielen Menschen in der heutigen Zeit entweder nicht mehr geläufig oder aber es ist ihnen vom bestehenden Gesellschaftssystem „aberzogen" worden, da für alles entweder der Staat oder eine Versicherung zuständig ist. So ist dem Menschen das Verantwortungsbewußtsein, das Tcil des gesunden Selbstbewußtseins ist und zugleich untrennbar zur Einheit von Körper–Geist–Seele gehört, für sich sowie die Schöpfung Gottes abhanden

gekommen. Es kann jedoch durch die Bach-Blütentherapie wieder aufgebaut werden.

Verbrennung (Combustio)

(s.a. Angst, Einheit von Körper–Geist–Seele, Kraftblüten, Lebensfreude, Selbstbewußtsein, Selbstmordversuch, Ungeduld)
Durch die Bach-Blütentherapie ist es möglich, die infolge der Verbrennungen starken Schmerzen zu reduzieren und die Selbstheilungskräfte zu aktivieren. Insbesondere die Blüten Hornbeam, Gorse, Cherry Plum, Centaury, Oak stellen in der ersten Woche eine enorme Hilfe dar, vor allem dann, wenn es sich um so starke Verbrennungen handelt, daß die Gefahr des Nierenversagens gegeben ist.

Verdauung

Eine geregelte Verdauung ist sowohl für das organisch/körperliche als auch für das seelisch/psychische Wohlbefinden besonders wichtig. So ist es von Vorteil, in Intervallen bei abnehmendem Mond eine kleine Kur zur Verdauungsförderung mit den Bach-Blüten der Entgiftung durchzuführen, denen die Blüte Olive beigefügt werden sollte.

Vergangenheits bewältigung

s. Selbstmordversuch

Vergeßlichkeit

(s.a. Belastung, Konzentration, Kraftblüten, Selbstmordversuch, Streß, Überforderung)
Eine zunehmende Vergeßlichkeit kann verschiedenartigste Hintergründe haben, wie z.B. Durchblutungsstörungen des Gehirns,

Arteriosklerose oder aber Konzentrationsstörungen, Überlastung bzw. minimierte Belastbarkeit. Nach der jeweiligen Diagnose hat sich die Bach-Blütentherapie zu richten.

Vergiftung

Eine Vergiftung kann – vollkommen gleichgültig, wodurch sie erfolgt ist – mit einer sofortigen bzw. möglichst raschen Gabe der Rescue Remedy sowie der Blüten Cherry Plum und Oak reguliert werden, so daß der Gesamtorganismus sofort aktiv werden und eine Gegenreaktion auf das eingenommene „Vergiftungsmittel" erfolgen kann. Dies ist eine natürliche Abwehrreaktion des Organismus/Körpers, wodurch kein Kreislaufzusammenbruch erfolgt.
Die Gabe der Bach-Blüten-Kombination erfolgt in Minutenabständen, wobei nicht auf die Menge geachtet werden muß. Wichtig ist, daß der vergiftete Mensch/das vergiftete Tier diese Blüten überhaupt erhält, wobei die orale Gabe die effektivste ist!

Verkalkung

s. Arterienverkalkung

Verkrampfungen

(s.a. Ärger, Angst, Belastung, Einheit von Körper–Geist–Seele, Erwartungshaltung, Gefühle, Intoleranz, Kraftblüten, Lebensfreude, Muskelverkrampfungen, Selbstbewußtsein, Selbstmordversuch, Sexualität, Ungeduld, Verantwortungsbewußtsein)
Verkrampfungen, gleichgültig, wo sie auftreten, deuten grundsätzlich darauf hin, daß der Betroffene das Leben und die Lebenssituationen mit enormer „Verkrampftheit" zu bewältigen versucht und nicht in der Lage ist, sich nach einer Anspannung entsprechend zu entspannen. Auf diese seelisch/psychische Befindlichkeit muß die Bach-Blütentherapie eingehen.

Verletzungen

s. Antibiotika-Beseitigung, Bewegungsapparat, Entzündung, Kraftblüten, Muskelverkrampfungen, Schmerzen, Trauma, Unfall, Wunden

Verrenkung (Luxation)

(s.a. Knochen, Trauma, Unfall)
Bei einer Verrenkung ist es notwendig, nicht „nur" die Verletzung mit den Bach-Blüten entsprechend zu versorgen, sondern auch gezielt auf den Wiederaufbau der verletzten Teile, die den Knochen umgeben, zu achten.

Verschleimung

s. Abhusten, Abwehrkräfte, Antibiotika-Beseitigung, Atemwegserkrankungen, Hustenlösende Wirkung, Immunabwehr, Kraftblüten

Verstauchung (Distorsion)

s. Trauma, Unfall

Verstimmung

s. Ärger, Belastung, Einheit von Körper–Geist–Seele, Gefühle, Intoleranz, Kraftblüten, Lebensfreude, Schwäche, Selbstbewußtsein, Selbstmordversuch, Sexualität, Streß, Ungeduld, Verantwortungsbewußtsein

Verstopfung (Obstipation)

s. Abführende Wirkung, Angst, Antibiotika-Beseitigung, Darmerkrankungen, Intoleranz, Selbstbewußtsein, Selbstmordversuch, Verdauung

Vollmondeinwirkung

Viele Menschen reagieren auf die enorme energetische Einwirkung, welche der Vollmond mit sich bringt, mit extremer Unruhe, Schlaflosigkeit oder sogar Unberechenbarkeit. Dies kann mit den Bach-Blüten Larch, Hornbeam, Gorse, Centaury, Sweet Chestnut, die bereits 3 Tage vor Vollmond pur, jeweils 3 Tropfen pro Blüte in 1 Glas Flüssigkeit, eingenommen werden, reguliert werden.

Vorbeugung (Prophylaxe)

(s.a. Abwehrkräfte, Ärger, Angst, Belastung, Einheit von Körper–Geist–Seele, Entwicklungszeit, Erwartungshaltung, Gefühle, Immunabwehr, Kinder, Kraftblüten, Lebensfreude, Pubertät, Selbstbewußtsein, Selbstmordversuch, Sexualität)
Ein altes Sprichwort lautet: „Vorbeugen ist besser als Heilen". Dies ist mit der Bach-Blütentherapie möglich. Der seelisch/psychische Zustand des Menschen wird stabil erhalten. Somit ist er für alle Lebens- und Krankheitslagen so gut wie unangreifbar!

Vorsteherdrüse

s. Prostata

Warzen (Verrucae)

(s.a. Abwehrkräfte, Antibiotika-Beseitigung, Immunabwehr, Kraftblüten)

Die Bildung von Warzen wird meistens durch eine Virusinfektion ausgelöst, wobei eine entsprechende Disposition des Immunsystems vorliegt. Es möchte darauf aufmerksam machen, daß es eine „Säuberung" sowie einen Neuaufbau benötigt.

Wasseradern

s. Erdstrahlen

Wasseranschwellung (Wasserretention, Ödem)

Der organisch/körperliche Hintergrund einer Wasseransammlung und -anschwellung, insbesondere in den unteren Extremitäten, ist unbedingt diagnostisch abzuklären, wobei unabhängig davon die „Entgiftungs-Blüten" angewendet werden können, denen die Blüte Oak zugegeben wird.

Wechseljahre (Klimakterium)

s. Brüste, Gefühle, Menstruation, Postmenopause, Potenz, Selbstbewußtsein

Wetterfühligkeit

Dieses Leiden hat enorm zugenommen, was einerseits auf die extremen Wetterumschwünge zurückzuführen ist, die besonders entsprechend organisch/körperlich disponierten Menschen große Schwierigkeiten bereiten, andererseits auf die stark herabgesetzte Gesamtbelastbarkeit des heutigen Menschen. Er verschleudert seine seelisch/psychische und organisch/körperliche Energie unnötig und wird somit angreifbar für Umwelt- und Wetterbedingungen. Die Bach-Blüten Larch,

Hornbeam, Holly, Centaury, Oak, die sofort bei den ersten Anzeichen der Störungen angewendet werden sollten, können hier wirksam sein.

Widerstandskraft

s. Abwehrkräfte, Einheit von Körper–Geist–Seele, Immunabwehr, Kraftblüten, Selbstbewußtsein, Selbstmordversuch, Sexualität

Wirbelsäule (Columna vertebralis)

(s.a. Angst, Belastung, Bandscheibenvorfall, Bettlägerigkeit, Bewegungsapparat, Chronisches Geschehen, Einheit von Körper–Geist–Seele, Erwartungshaltung, Frakturen, Gefühle, Intoleranz, Muskelverkrampfungen, Selbstbewußtsein, Selbstmordversuch, Trauma, Unfall, Ungeduld, Verantwortungsbewußtsein, Wundliegen)

Die Wirbelsäule hat nicht nur „tragende Funktion" für den gesamten Körper, sondern auch eine „stoßdämpfende" und organversorgende Aufgabe, die viel zuwenig beachtet wird. Sie kann durch Einreibung mit einer Bach-Blüten-Creme aus den Blüten Hornbeam, Gorse, Cherry Plum, Centaury, Oak gefördert und stabilisiert werden. Dies ist besonders für Langzeitkranke und bettlägerige Menschen von enormer Wichtigkeit, schadet jedoch auch gesunden Menschen keineswegs.

Workaholic

(s.a. Suchtprobleme)
Diese „moderne" Sucht ist ebenso wie alle anderen Suchtkrankheiten, eine Flucht vor dem realen Leben.

Wunden

(s.a. Antibiotika-Beseitigung, Blutungen, Eiterbildung, Entzündung, Kraftblüten, Schmerzen, Trauma, Unfall)

Es ist notwendig, jede Wunde – und erscheint sie auch noch so klein – zuerst mit der Notfallcreme zu versorgen. Sie wird bei besonders großen Wundkratern vorsichtig an den Rändern aufgetragen, bei Schürfwunden kann die gesamte betroffene Hautfläche eingecremt werden. Dadurch erfolgt nicht nur eine hervorragende Desinfizierung der Wunde, sondern gleichzeitig wird der Heilungsverlauf eingeleitet, der in manchen Fällen „dramatisch" zu verlaufen scheint, wenn es u.U. zur Eiterbildung kommt. Sie ist aber ein Zeichen dafür, daß Erreger und/oder Fremdkörper in der Wunde waren, die durch die Aktivierung der Selbstheilungskräfte sehr schnell eliminiert werden konnten.

Dies ist dem Verunfallten vorsorglich zu erklären, damit es zu keiner Panikstimmung kommt, wenn sich die zuerst harmlos aussehende Wunde innerhalb weniger Zeit „dramatisch" zu verschlimmern scheint.

Wunden nach Zahnziehen

Das Ziehen von Zähnen kann mit den Bach-Blüten vorbereitet werden, indem die Aufregung des Betroffenen minimiert wird, so daß sich die Angst und der Schock nicht in das Gedächtnis eingraben. Durch den Einsatz von Bach-Blüten kann auch die Wundheilung sofort einsetzen und die Blutung auf ein Minimum begrenzt werden. Die Rescue Remedy ist die erste Hilfe, die auch nach dem Ziehen als Nachsorge gegeben werden kann.

Folgende Bach-Blüten tragen dazu bei, daß die Zahnwunden ohne Komplikation heilen können:

– Centaury zur Aktivierung der Selbstheilungskräfte;

– Cherry Plum bei besonders starken Blutungen und Schmerzen, damit sie gelindert werden und der Mut zum Ertragen der Schmerzen aufgebaut wird;
– Gorse, damit die Heilungsverläufe entsprechend ihrer Notwendigkeit verlaufen und sich so keine Komplikationen entwickeln können;
– Holly zur Regulierung von Entzündungen bzw. Eiterherden und/oder von Schwierigkeiten beim Einsetzen von Implantaten;
– Honeysuckle hilft dabei, traumatische Zahnarzterlebnisse „verblassen" zu lassen;
– Hornbeam, die „Kraftdusche";
– Impatiens vermittelt Geduld und Ausdauer bei komplizierten und langwierigen zahnärztlichen Eingriffen, wie auch bei länger dauernden Heilungsabläufen;
– Oak vermittelt Kraft und Durchhaltevermögen und vermeidet so Komplikationen und/oder Rückfälle;
– Olive kräftigt insbesondere das Zahnfleisch;
– Scleranthus gibt das verlorengegangene innere Gleichgewicht zurück, wenn besonders traumatische Zahnarzterlebnisse durchlebt werden mußten;
– Star of Bethlehem läßt ebenfalls besonders traumatische Zahnarzterlebnisse „verblassen", so daß keinerlei Gefahr droht, daß einerseits ein notwendiger Zahnarztbesuch hinausgeschoben wird, bis es zu einer „dramatischen" Situation kommt, und daß andererseits Heilungsverläufe verhindert oder gar blockiert werden;
– Sweet Chestnut vermittelt Kraft und Energie nach besonders schlimmen Erlebnissen;
– Walnut hilft dabei, daß die Heilung eingeleitet und ihrer Notwendigkeit entsprechend verlaufen kann;
– White Chestnut verhindert unnötiges Grübeln und Kopflastigkeit bei komplizierten Eingriffen, wodurch Blockierungen sowie Verkrampfungen auftreten;
– Willow kann diese entkrampfen, so daß durch die Entspannung der Heilungsprozeß eingeleitet bzw. fortgeführt werden kann.

Wundenvernarbung

(s.a. Trauma, Wunden, Wunden nach Zahnziehen)
Die Vernarbung von Wunden kann durch Bach-Blüten gefördert werden. Einerseits wird die Wunde wie empfohlen (s.o.) behandelt. Andererseits wird durch eine Nachbehandlung mit einer Creme aus Olive, Oak und Walnut eine „ordentliche" Vernarbung unterstützt, die keine negativen Folgen nach sich zieht, wie dies schlechte Vernarbungen tun.

Wundheilung

s. Wundenvernarbung

Wundliegen (Dekubitus)

(s.a. Bettlägerigkeit, Chronisches Geschehen, Wirbelsäule)
Insbesondere bei Langzeitkranken und bettlägerigen Menschen kommt es sehr schnell zum Wundliegen, auch wenn die Erkrankten regelmäßig gewendet werden. Die Empfindlichkeit der Hautstruktur ist der ausschlaggebende Faktor hierfür. Durch eine Salbe aus den Blüten Impatiens, Hornbeam, Gorse, Centaury und Olive erfolgt eine große Hilfe, insbesondere dann, wenn es bereits zum Wundliegen gekommen ist.

Wurmtreibende Wirkung

Es ist in der heutigen Zeit kaum vorstellbar, daß Menschen von Würmern befallen werden können und dies nicht nur, wenn sie Haustiere bei sich leben haben. Dabei ist die Wurmübertragung vom Tier auf den Menschen weitaus weniger häufig, als immer gesagt wird. Sie erfolgt oft durch Fleisch- und Wurstgenuß. Die „Entgiftungs-Blüten" mit dem Zusatz der Blüte Olive haben eine stark wurmtreibende Wirkung und sollen – insbesondere bei abnehmendem Mond – so lange angewendet werden, bis durch eine Kotprobe kein Wurmbefall mehr nachgewiesen werden kann.

Zähne (Dentes)

(s.a. Karies, Wunden nach Zahnziehen, Zahnfleisch)
Mit den Bach-Blüten kann eine besondere Art von Zahnpflege betrieben werden. Der organsprachliche Aspekt der Zähne wird berücksichtigt, der besagt, daß der Mensch den für ihn richtigen „Biß" hat und somit die Zähne weder erweichen noch anfällig, z.B. für übermäßigen Zahnstein, sind. Dies kann über die „Persönlichkeitsblüten" erreicht werden. Andererseits können Zahnprobleme ganz gezielt organisch/körperlich mit den Bach-Blüten behandelt werden, wobei jedoch eine zahnärztliche Behandlung vorausgegangen sein muß, da durch die Bach-Blüten die bestehenden Probleme nicht beseitigt, aber neue vermieden werden können.

Zahnarztbesuch

s. Wunden nach Zahnziehen

Zahndurchbruch

Der Zahndurchbruch bei Säuglingen und Kleinkindern wird durch die Bach-Blüten Larch, Hornbeam, Gorse, Walnut, Olive sehr erleichtert.

Zahnfleisch (Gingiva)

Das Zahnfleisch kann durch die Bach-Blüten Hornbeam, Gorse, Cherry Plum, Centaury, Olive sehr gut gekräftigt werden. Diese Bach-Blüten werden vermischt, und das Zahnfleisch wird damit täglich mehrmals eingerieben.

Zahnfleischentzündung (Gingivitis)

s. Antibiotika-Beseitigung, Entzündung, Wunden nach Zahnziehen, Zahnfleisch

Zahngeschwür (Granuloma dentis)

(s.a. Wunden nach Zahnziehen)
Bei Zahngeschwüren ist eine zahnärztliche Behandlung nötig, die jedoch mit den Bach-Blüten unterstützt werden kann. Es kann Vorsorge mit der Rescue Remedy sowie Olive und Cherry Plum getroffen werden und auch die Nachsorge erfolgen.

Zahnimplantate

s. Wunden nach Zahnziehen, Zahngeschwür

Zahnkaries (Caries dentium)

s. Karies

Zahnpflege

s. Zähne

Zahnprothesen

(s.a. Wunden nach Zahnziehen, Zahnfleisch)
Bei Zahnprothesen ist es insbesondere wichtig, daß sie regelmäßig gereinigt werden und daß das Zahnfleisch mit den entsprechenden Bach-Blüten (s. Wunden nach Zahnziehen, Zahnfleisch) versorgt wird, damit sich weder Druck- noch Entzündungsstellen entwickeln können.

Zahnschmerzen

Beim Auftreten von Zahnschmerzen bringt häufig die Gabe der Rescue Remedy eine schnelle Schmerzlinderung. Es sollte jedoch der Zahnarzt aufgesucht werden, um die Ursache zu klären und zu beseitigen, wobei die Bach-Blüten als „Begleiter" dienen.

Zahnstein (Calculus dentalis)

s. Antibiotika-Beseitigung, Karies, Zähne, Zahnpflege

Zittern (Tremor)

(s.a. Ärger, Angst, Einheit von Körper–Geist–Seele, Erwartungshaltung, Gefühle, Intoleranz, Kraftblüten, Selbstbewußtsein, Selbstmordversuch, Trauma, Unfall, Ungeduld, Verantwortungsbewußtsein)
Häufig wird das übermäßige Zittern der Hände als Parkinson diagnostiziert, wobei nicht genau abgeklärt worden ist, ob der Betroffene ein schwerwiegendes Schockerlebnis hinter sich bringen mußte, das er nicht verarbeiten konnte und das sich in dieser Art noch immer bemerkbar macht. Durch die Bach-Blüten wird eine Vergangenheitsbewältigung möglich gemacht.

Zwölffingerdarm- geschwür (Ulcus duodeni)

s. Abwehrkräfte, Ärger, Angst, Belastung, Chronisches Geschehen, Darm, Darmerkrankungen, Einheit von Körper–Geist–Seele, Erwartungshaltung, Gastritis, Gefühle, Geschwüre, Kraftblüten, Intoleranz, Magen, Selbstbewußtsein, Selbstmordversuch, Sexualität, Streß, Ungeduld, Verantwortungsbewußtsein

Zyste

Eine Zyste ist ein „Sack", der sich mit Eiter angefüllt hat und der sich meistens innerhalb der gesamten Schleimhaut bildet. Die „Entgiftungs-Blüten" mit der zusätzlichen Gabe der Blüte Olive verflüssigen den Eiter und lassen ihn abfließen. Mit der Therapie sollte günstigerweise bei abnehmendem Mond begonnen werden, bei zunehmendem Mond stärkt die alleinige Gabe der Blüte Olive die Schleimhaut.

Literatur

[1] Bach, E.: Gesammelte Werke von der Homöo-pathie zur Bach-Blütentherapie. Aquamarin, Grafing 1988.

[2] Edelmann, R.: Mit Bach-Blüten unsere Haustiere heilen. Ansata, Interlaken 1990.

[3] Edelmann, R.: Die Hilfe der ätherischen Öle bei allen Unbillsituationen und Krankheiten für den Menschen und die Mitlebewesen Tiere. Info-Zentrum für Bach-Blütentherapie und andere natürliche Heilweisen für Mensch und Tier, Heinersreuth 1993.

[4] Edelmann, R.: Die Hilfe der Heilpflanzen, Küchenkräuter und des Obstes bei allen Unbillsituationen und Krankheiten bei den Menschen und den Mitlebewesen Tiere. Info-Zentrum für Bach-Blütentherapie und andere natürliche Heilweisen für Mensch und Tier, Heinersreuth 1993.

[5] Edelmann, R.: Lebenshilfe durch die Bach-Blüten für Mensch und Tier, mit „Tips" für die Pflanzen. Info-Zentrum für Bach-Blütenthera-pie und andere natürliche Heilweisen für Mensch und Tier, Heinersreuth 1993.

[6] Edelmann, R.: Naturheilkundliche Hilfen für die Tiere und „ihren" Menschen. Info-Zentrum für Bach-Blütentherapie und andere natürliche Heilweisen für Mensch und Tier, Heinersreuth 1993.

[7] Edelmann, R.: Die starke Frau von heute. Info-Zentrum für Bach-Blütentherapie und andere natürliche Heilweisen für Mensch und Tier, Heinersreuth 1994.

[8] Edelmann, R.: Die Sprache der Seele, die Antwort der Organe und die Hilfe durch die Farben und Bach-Blüten. Info-Zentrum für Bach-Blütentherapie und andere natürliche Heilweisen für Mensch und Tier, Heinersreuth 1995.

[9] Petersen, J.-E.: Heile dich selbst mit den Bach-Blüten. Knaur, München 1988.

[10] Scheffer, M.: Die Bach-Blütentherapie. Theorie und Praxis. Hugendubel, München 1993.

Sachregister

Belastung
- gesellschaftliche Konventionen, Sweet Chestnut 41
- bei Kindern 104
- nervliche 72
- organisch/körperliche, Elektrosmog 83
- seelisch/psychische 72–73
- – Aids 64
- – Olive 34
- Umwelt, Sweet Chestnut 41
- verfrühte, Impatiens 89
Beruf 6, 58
- Aggressivität 64
- Agrimony 11
- Allergie 65
- Beech 13
- Centaury 14
- Cerato 15
- Chestnut Bud 17
- Chicory 18
- Clematis 20
- Einstiegstherapie 54–55, 57
- Elm 22
- Entwicklungsjahre 84
- Frigidität 90
- Gentian 23
- Heather 25
- Holly 26
- Honeysuckle 27
- Hornbeam 28
- Impatiens 29
- Larch 30
- Mimulus 31
- Oak 33
- Olive 34
- Pensionsschock 120
- Pine 35
- Red Chestnut 36
- Rock Rose 37
- Scleranthus 39
- Star of Bethlehem 40
- Sweet Chestnut 41
- Water Violet 45
- White Chestnut 46
- Wild Rose 48
- Willow 49
Beschwerden, geriatrische s. Altersbeschwerden
Besenreiser 73
- Oak 73
Betäubung, Star of Bethlehem 7
Bettlägerigkeit 73
- Holly 119
- Operationen 119
- Wirbelsäule 140
- Wundliegen 141

Bettnässen 73
- Crab Apple 21
Beulen 73
- Oak 73
- Rescue Remedy 73
Bewegungsapparat 73–74
- s.a. Knochen
- Erkrankungen 11, 104
- – chronisches Geschehen 77–78
- – Neuralgie 117
Bewußtlosigkeit s. Ohnmacht
Bindehautentzündung 74
- akute, Leber 109
- chronische, Leber 109
- Entgiftungs-Blüten 74
- Olive 74
Blähungen 74, 88
- s.a. Flatulenz
Blasenentzündung 74
- Aspen 12, 74
- Mimulus 74
- Organsprache 74
- Wild Rose 48
- Willow 74
Blaseninkontinenz s. Harnabgang, unfreiwilliger
Blasensteine 75, 98
- s.a. Harnsteine
Bleichsucht 75
Bleiwurz s. Cerato
Blut 75
- venöses 137
Blutarmut 75
Blutblase 7, 75
- s.a. Bluterguß
- Rescue Remedy 75
Blutdruck 75
- Eifersucht 82
- Heather 25
- hoher, Heather 25
- niedriger, Frösteln 90
- Organsprache 75
- Störungen, Vervain 42
Bluterguß 7, 75
- s.a. Blutblase
- Rescue Remedy 7
Blutgefäße 75
- s.a. Arterien
- s.a. Kapillaren
- s.a. Venen
- Olive 76
Blutkrankheiten 76
blutreinigende Wirkung 76
Blutungen
- akute 76
- – Rescue Remedy 76

Blutungen
- starke, Cherry Plum 135
- – Rescue Remedy 135
- – Unfall 135
- Zahnziehen 140
Brandwunden 76, 137
- s.a. Verbrennung
- Rescue Remedy 76
Bromus ramosus s. Wild Oat
Bronchialasthma 76
- s. Asthma bronchiale
Bronchitis 76
- eitrige, Husten 101
- Organsprache 76
Brüste 76
Brustdrüsen s. Brüste
Bulimie 77

C

Calculus dentalis s. Zahnstein
Calluna vulgaris s. Heather
Carcinoma s. Krebs
Caries dentium s. Karies
Carpinus betulus s. Hornbeam
Castanea sativa s. Sweet Chestnut
Centaurium umbellatum s. Centaury
Centaury 14
- Abszeß 63
- Abwehrkräfte 63
- Akne 65
- Altersbeschwerden 66
- Amputation 66
- Angst 67
- Antibiotika-Beseitigung 68
- Arthrose 69
- Asthma cardiale 70
- Bandscheibenvorfall 71
- Einstiegstherapie 54, 56
- Entzündung 85
- Flugreisen 89
- Frakturen 89–90
- Geburtsneurose 94
- Geburtsschock 117
- Geschäftsreisen 95
- Gewebe 96
- Hämorrhoiden 97
- hustenlösende Wirkung 101
- Knochen 105
- Operationen 118–119
- Schlaflosigkeit 125
- Schmerzstillung 125
- Selbstbewußtsein 129
- Selbstmordversuch 130

Das Therapie-Handbuch
der Naturheilkunde

Contacta med erfaßt den kranken Menschen in der Gesamtheit seiner körperlichen und seelischen Funktionen. Den Schwerpunkt bilden Naturheilverfahren, die sich auf die Regulierung der körperlichen Vorgänge richten und die natürlichen Heilkräfte des Organismus unterstützen. Dabei werden auch spezifische Therapieformen der Schulmedizin berücksichtigt.

Die verschiedenen Krankheitsbilder und Symptomenkomplexe sind alphabetisch geordnet. Jedes Kapitel ist in Symptomatik, Anamnese, Befund, Therapie, Differentialdiagnose und besondere Hinweise unterteilt. Die Ganzheitstherapie ist in allgemeine, medikamentöse, physikalische und diätetische Maßnahmen gegliedert. Eine Übersicht über die verschiedenen Naturheilverfahren rundet das Buch ab.

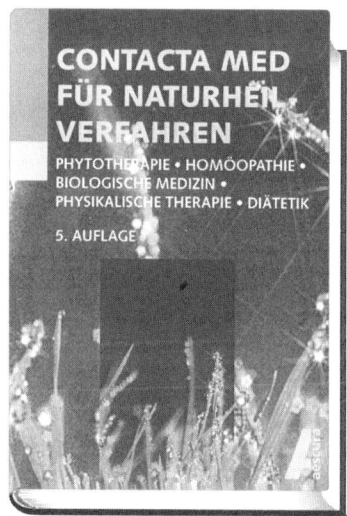

Contacta med für Naturheilverfahren.
5. Auflage 1997.
Ca. 1.000 Seiten.
Pappband.
ISBN 3-541-50005-0

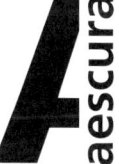

(Stand Januar 1997)

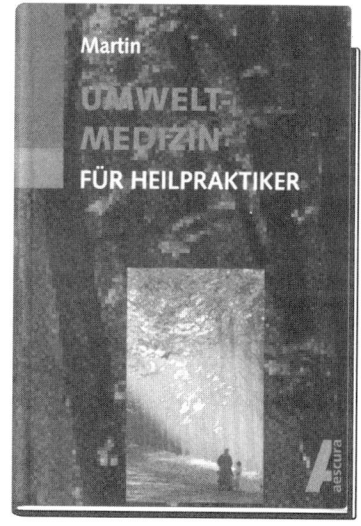
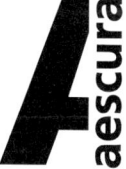